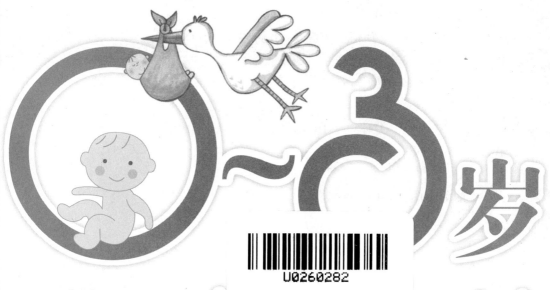

0~3岁

育儿百科

优生优育

孙燕丽　主编

中国人口出版社

图书在版编目(CIP)数据

　0~3岁育儿百科/孙燕丽主编.—北京：中国人口出版社，
2011.10

　ISBN 978-7-5101-0915-7

　Ⅰ.①0… Ⅱ.①孙… Ⅲ.①婴幼儿-哺育-问题解答
Ⅳ.TS976.31-44

中国版本图书馆CIP数据核字(2011)第201923号

0~3岁育儿百科

孙燕丽　主编

出版发行	中国人口出版社
印　　刷	石家庄名伦印刷有限公司
开　　本	710×1000　1/16
印　　张	16.5
字　　数	350千
版　　次	2011年10月第1版
印　　次	2012年6月第4次印刷
书　　号	ISBN 978-7-5101-0915-7
定　　价	29.80元

社　　长	陶庆军
网　　址	www.rkcbs.net
电子信箱	rkcbs@126.com
电　　话	(010)83519390
传　　真	(010)83519401
地　　址	北京市宣武区广安门南街80号中加大厦
邮　　编	100054

Contents
目录

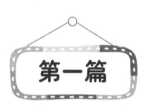

第一篇　婴儿期（28天～1岁）…… 1
Di yi pian yinger qi(28tian~1sui)

成长发育指标 ……………………………………………… 2

宝宝度过新生儿期有哪些特征? ………2　　宝宝能寻找声音吗? ………………4
宝宝睡眠时间有多长? …………………2　　宝宝会翻身吗? …………………………5
宝宝的囟门有多大? ……………………3　　宝宝的味觉和嗅觉发育如何? …………5
宝宝会笑吗? ……………………………3　　宝宝的发育特点如何? …………………6
宝宝有支撑力吗? ………………………4　　宝宝的坐立能力如何? …………………7
宝宝小手的控制能力如何? ……………4　　宝宝的出牙情况怎样? …………………8

营养饮食 …………………………………………………… 9

宝宝何时出现腰部脊柱前凸? ………………………………………………… 9
1～2个月的宝宝如何喂养? …………………………………………………… 9
如何选购奶粉? ………………………………………………………………… 9
奶粉可以冲浓一些给宝宝喝吗? …………………………………………… 10
可以给宝宝喝豆奶吗? ……………………………………………………… 11
2～3个月的宝宝如何喂养? ………………………………………………… 11
宝宝需要多少营养素? ……………………………………………………… 12
妈妈如何调整夜间喂奶的时间? …………………………………………… 12

宝宝喜欢含乳头入睡有哪些坏处? ……… 13

3 ~ 4 个月的宝宝如何喂养? ……… 14

何时可以给宝宝添加辅食? ……… 14

添加辅食的原则……… 15

宝宝可接受哪些辅食? ……… 17

怎样给宝宝制作米糊? ……… 17

怎样给宝宝吃蛋黄? ……… 18

怎样给宝宝制作菜水和果汁? ……… 18

怎样给宝宝制作鱼泥、肉末和鸡肝泥? … 19

怎样给宝宝吃水果最合理? ……… 19

5 ~ 6 个月的宝宝如何喂养? ……… 20

6 ~ 7 个月的宝宝如何喂养? ……… 21

7 ~ 8 个月的宝宝如何喂养? ……… 22

8 ~ 9 个月的宝宝如何喂养? ……… 23

9 ~ 10 个月的宝宝如何喂养? ……… 24

10 ~ 11 个月的宝宝如何喂养? ……… 25

11 ~ 12 个月的宝宝如何喂养? ……… 26

怎样让宝宝学会使用汤匙? ……… 26

怎样让宝宝学会使用碗? ……… 27

怎样让宝宝学会使用杯子? ……… 28

如何防止宝宝挑食? ……… 28

宝宝何时开始学吃饭? ……… 29

断乳后宝宝的饮食如何搭配? ……… 30

怎样解决宝宝依赖奶瓶? ……… 31

1 岁宝宝的饮食有何原则? ……… 32

宝宝不喜欢吃米饭怎么办? ……… 33

如何促进宝宝的味觉发育? ……… 33

宝宝不爱吃蔬菜怎么办? ……… 34

宝宝可以喝酸奶吗? ……… 35

可以给宝宝吃蜂蜜吗? ……… 35

长牙期的宝宝如何喂养? ……… 36

宝宝对牛奶过敏怎么办? ……… 36

如何喂养缺铁性贫血的宝宝? ……… 38

居家护理 ……… **39**

宝宝的居室布置有何基本条件? ……… 39

宝宝床上要不要盖小毛毯? ……… 40

怎样给宝宝做抚触? ……… 41

满月的宝宝应穿什么样的衣服? ……… 42

宝宝春季如何穿衣? ……… 43

宝宝夏季如何穿衣? ……… 44

宝宝秋季如何穿衣? ……… 45

宝宝冬季如何穿衣? ……… 46

如何培养宝宝良好的睡眠习惯? ……… 47

宝宝睡眠日夜颠倒怎么办? ……… 47

宝宝为什么睡眠不安? ……… 48

怎样清洗宝宝的脸和手? ……… 49

你读懂宝宝的大便了吗? ……… 50

宝宝一吃就拉怎么办? ……… 51

宝宝大便稀是何原因? ·································· 51

怎样培养宝宝定时大小便? ························ 52

如何给宝宝选尿布? ································· 52

如何自制布尿布? ··································· 53

怎样给宝宝穿衣服? ································· 54

怎样给宝宝脱衣服? ································· 55

为宝宝理发应注意什么? ·········· 55

可以给宝宝剪睫毛吗? ············ 56

怎样给宝宝修剪指甲? ············ 57

宝宝对枕头有哪些要求? ·········· 58

为什么要给宝宝穿袜子? ·········· 59

给宝宝洗澡有哪些注意事项? ······ 60

如何选择宝宝的洗发水? ·········· 61

宝宝起得过早怎么办? ············ 61

宝宝的内衣有什么要求? ·········· 62

宝宝的裤子有什么要求? ·········· 63

宝宝的鞋子有什么要求? ·········· 64

宝宝的帽子有什么要求? ·········· 65

宝宝为什么不宜睡软床? ·········· 66

怎样培养宝宝自己入睡? ·········· 67

宝宝喜欢趴着睡有问题吗? ········ 68

宝宝还不会爬怎么办? ············ 69

宝宝不会走路怎么办? ············ 70

宝宝何时开始长乳牙? ············ 71

宝宝长牙有何注意事项? ·········· 71

宝宝为何出牙迟? ················ 72

宝宝出牙会有哪些表现? ·········· 72

出牙期间的口腔卫生如何做? ······ 73

宝宝出牙期间拒食怎么办? ········ 74

宝宝爱吸吮手指怎么办? ·········· 74

怎样提高宝宝的抵抗力? ·········· 75

宝宝的耳朵可以掏吗? ············ 76

疾病预防 ·· **78**

宝宝得了湿疹怎么办? ············ 78

宝宝患了尿布疹怎么办? ·········· 78

枕秃是缺钙导致的吗? ············ 79

如何判断宝宝得了肠绞痛? ········ 80

生理性贫血需要治疗吗? ·········· 81

宝宝便秘如何处理? ·············· 81

宝宝大便中带有血丝是何原因? ···· 82

宝宝腹泻如何处理? ·············· 82

腹股沟疝是什么疾病? ············ 83

宝宝舌头异常怎么办? ············ 84

宝宝颌骨异常怎么办（地包天）? ··· 84

宝宝流口水有问题吗? ············ 85

宝宝肛裂怎么办? ················ 86

宝宝佝偻病的表现和防治? ········ 86

接种疫苗后发热是何原因? ········ 87

药物对疫苗接种效果有影响吗? ···· 87

计划外疫苗要接种吗? ············ 88

漏打疫苗需要"补种"吗? ·········· 88

发生肠套叠宝宝有哪些表现? ······ 88

怎样预防夏季热病? ·············· 89

宝宝患麻疹应如何处理? ·········· 90

得了幼儿急疹怎么办? ············ 90

宝宝出水痘的症状及护理? ……… 91
中耳炎与耳垢湿软有何区别? …… 92
宝宝感冒如何护理? ………………… 92
宝宝抽搐要紧吗? …………………… 93
女宝宝为何会患阴道炎，如何处理? … 94
怎样护理患结膜炎的宝宝? ……… 95

宝宝淋巴结为何会肿大? ………… 96
宝宝为何会发生屏息? …………… 97
如何减少以至消除宝宝的屏息现象? …… 98
宝宝打鼾怎么办? ………………… 99
宝宝患疱疹性咽炎如何护理? …… 100
宝宝患口角炎如何护理? ………… 100

安全急救 …………………………………………………… **102**

什么是捂热综合征? ……………………………………………… 102
宝宝掉下床怎么办? ……………………………………………… 102
宝宝窒息时应如何处理? ………………………………………… 103
会爬的宝宝应注意哪些安全问题? ……………………………… 104
怎样防止宝宝胳膊脱臼? ………………………………………… 105
如何避免玩具伤害? ……………………………………………… 106
宝宝被宠物咬伤怎么办? ………………………………………… 108
宝宝被宠物抓伤怎么办? ………………………………………… 109
宝宝被宠物扑倒怎么办? ………………………………………… 110

妈咪达人 …………………………………………………… **112**

如何调节产后心理，预防产后忧郁? … 112
产后伤口如何护理? ……………… 113
产后如何补充营养? ……………… 114
乳头破裂时如何母乳喂养? ……… 115
患乳腺炎时如何母乳喂养? ……… 116
上班后的妈妈如何哺乳? ………… 117
可以用微波炉给宝宝热奶吗? …… 118
断奶后如何回奶? ………………… 118
怎样对付妊娠纹和妊娠斑? ……… 119
如何正确挤奶? …………………… 119
如何预防和处理胀奶? …………… 121
乳头扁平或乳头凹陷时如何哺乳? … 122
哺乳期如何做乳房保健? ………… 123
如何预防和治疗乳腺炎? ………… 124

怎样哄宝宝入睡? ………………… 125
怎样平衡育儿和工作的关系? …… 126
怎样和宝宝亲密交流? …………… 126
产后失眠如何调节? ……………… 127
产后脱发怎么办? ………………… 128
产后视力问题如何应对? ………… 130
产后瑜伽怎么做? ………………… 131
产后得了痔疮怎么办? …………… 132
如何安抚哭闹的宝宝? …………… 133
如何正确逗弄宝宝? ……………… 135
你认识宝宝的体态语言吗? ……… 137
哺乳期间妈妈生病了怎么办? …… 139
妈妈的吻也有危害? ……………… 139

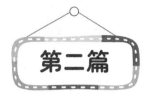

第二篇 幼儿期（1～2岁）…… 141

Di er pian youer qi(1~2sui)

成长发育指标 …………………………………………………… 142

宝宝何时能独自行走? ………………………………………… 142

宝宝的前囟门早闭有问题吗? ………………………………… 143

营养饮食 …………………………………………………………… 144

1~2 岁宝宝的饮食有何特点? ………………………………… 144

宝宝自己吃饭有哪些好处? …………………………………… 145

宝宝不好好吃饭怎么办? ……………………………………… 146

如何培养宝宝的低盐饮食习惯? ……………………………… 147

可以让宝宝吃较硬的食物吗? ………………………………… 148

为何要少给宝宝吃精细食物? ………………………………… 148

怎样吃点心对宝宝身体有益? ………………………………… 149

可以给宝宝吃补品吗? ………………………………………… 150

给宝宝吃甜食应注意什么? …………………………………… 151

宝宝喝饮料好吗? ……………………………………………… 151

宝宝爱吃肥肉好吗? …………………………………………… 152

给宝宝吃巧克力好吗? ………………………………………… 153

居家护理 …………………………………………………………… 155

为什么宝宝宜穿满裆裤? ………………… 155

怎样让宝宝学会使用筷子? ……………… 156

怎样训练宝宝自己大小便? ……………… 156

怎样帮助宝宝克服尿床? ………………… 157

怎样保护宝宝的眼睛? …………………… 159

如何教宝宝擤鼻涕呢? …………………… 160

如何预防宝宝夏天长痱子? ……………… 161

怎样预防宝宝患"奶瓶龋"? …………… 162

宝宝脸上有虫斑是怎么回事? …………… 162

如何去掉安抚奶嘴? ……………………… 163

宝宝赖床怎么办? ………………………… 165

宝宝睡觉踢被子怎么办? ………………… 166

夏季宝宝可以睡凉席吗? ………………… 167

夏季宝宝吹空调要注意什么? …………… 167

疾病预防 ·· **170**

在季节转换时怎样预防感冒? ························· 170

如何预防宝宝缺锌? ·································· 171

宝宝先天性斜颈怎么办? ····························· 172

宝宝能不能一咳就喝止咳糖浆? ······················· 173

安全急救 ·· **174**

如何预防宝宝烧烫伤? ································ 174

宝宝被烧伤、烫伤怎么办? ·························· 176

宝宝发生窒息怎么办? ································ 176

如何预防宝宝窒息? ·································· 178

如何清除宝宝眼内异物? ····························· 178

如何清除宝宝耳内异物? ····························· 179

如何清除宝宝鼻腔异物? ····························· 180

如何清除宝宝消化道异物? ·························· 180

如何防治宝宝眼外伤? ································ 181

如何为宝宝营造安全的家居环境? ···················· 182

如何消除宝宝触电的隐患? ·························· 183

妈咪达人 ·· **184**

夏季如何防蚊子? ···································· 184

怎样处理和老一辈的育儿冲突? ······················ 185

怎样自制玩具? ······································ 186

如何自制宝宝的健康小零食? ························· 187

如何给宝宝选玩具? ·································· 187

如何给宝宝买保险? ·································· 189

如何厨房育儿? ······································ 190

如何给宝宝安全用药? ································ 191

怎样选购宝宝的服装? ································ 193

如何布置装修儿童房? ································ 194

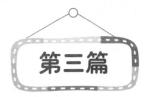

第三篇　幼儿期（2～3岁）…… 195

Di san pian youer qi(2～3sui)

🌸 成长发育指标 ·· **196**

宝宝何时会跑步? ·· 196

宝宝何时会跳起? ·· 197

🌸 营养饮食 ·· **198**

2～3岁宝宝的饮食有何特点? ······· 198　　防龋食物有哪些? ·· 200

如何把握宝宝吃零食的量? ······· 199　　给宝宝喝水有哪些注意事项? ········· 201

可以让宝宝夏季吃冷饮吗? ······· 200　　如何防止吃出"性早熟"? ········· 202

🌸 居家护理 ·· **204**

怎样让宝宝科学看电视? ········· 204　　宝宝刷牙的正确方法是什么? ········· 208

可以让宝宝玩手机吗? ········· 205　　怎样给宝宝选择牙刷和牙膏? ········· 208

为何不要给宝宝穿露脚趾的凉鞋? ······ 206　　要定期检查宝宝的牙齿吗? ········· 209

如何让宝宝睡好午觉? ········· 206　　如何选购适合宝宝的护肤品? ········· 209

何时开始培养宝宝自己刷牙? ········· 207　　如何应对宝宝的夜惊和梦魇? ········· 210

🌸 疾病预防 ·· **212**

宝宝为何流鼻血? ·· 212

宝宝体重偏低是何原因，怎么办? ····················· 213

宝宝夜里肛门痒是何原因? ······························· 213

宝宝肥胖的发生有哪些原因? ···························· 214

如何预防宝宝铅中毒? ···································· 215

宝宝患荨麻疹怎么办? ···································· 216

宝宝患了流行性腮腺炎怎么办? ·························· 216

宝宝脱肛怎么办? ·· 217

如何预防宝宝患秋季腹泻? ················· 218

如何早期发现宝宝视力异常? ············· 219

安全急救 ······································· **220**

宝宝出现牙外伤怎么办? ·········· 220　　如何教宝宝应对陌生人? ······ 222

宝宝被鱼刺卡喉怎么办? ·········· 221　　如何保护宝宝不摔伤? ········· 223

宝宝意外夹伤怎么办? ············· 222　　误食干燥剂怎么办? ··········· 224

妈咪达人 ······································· **226**

怎样让宝宝避免电器辐射? ················· 226

怎样使用水银体温计? ····················· 227

如何洗去宝宝衣服上的各种污渍? ··········· 228

怎样给宝宝拍照片? ······················· 229

如何解决宝宝和小朋友之间的冲突? ········· 231

怎样教宝宝穿衣服? ······················· 232

如何带宝宝坐飞机? ······················· 233

带宝宝游泳要准备哪些物品? ··············· 234

怎样让宝宝学会享受在水中玩耍的乐趣? ····· 234

宝宝游泳时要注意哪些事项? ··············· 235

如何带宝宝安全旅游? ····················· 236

外出旅行应给宝宝带哪些药? ··············· 239

宝宝晕车怎么办? ························· 240

怎样识别变质药? ························· 240

如何带着宝宝去购物? ····················· 241

怎样教宝宝叠被子? ······················· 243

如何带宝宝就医? ························· 244

安全急救 ······································· **245**

如何预防鞭炮炸伤宝宝? ··················· 245

宝宝扭伤了怎么办? ······················· 246

宝宝中暑怎么办? ························· 246

宝宝溺水怎么办？ …………………………………………………… 247

宝宝被蛇虫咬伤怎么办？ …………………………………………… 248

宝宝误吃药品怎么办？ ……………………………………………… 249

宝宝食物中毒怎么办？ ……………………………………………… 250

宝宝遇到刀伤、割伤怎么办？ ……………………………………… 251

宝宝何时需要打破伤风针？ ………………………………………… 252

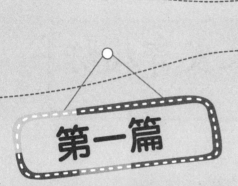

第一篇

婴儿期 (28 天~1 岁)

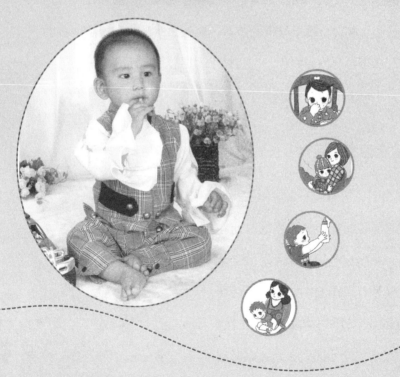

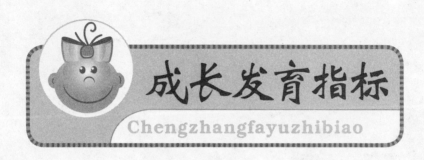

成长发育指标
Chengzhangfayuzhibiao

♪ 宝宝度过新生儿期有哪些特征?

此时的宝宝, 皮肤的皱褶没有了, 皮肤也白嫩了, 肩和臀部显得较狭小, 胸部、肚子呈现圆鼓状, 胳膊、小腿也变得圆润了, 而且总是喜欢呈屈曲状态, 两只小手握着拳。所有这一切都表明, 小宝宝已经平安地度过了新生儿期。

♪ 宝宝睡眠时间有多长?

2个月宝宝每天不会像新生儿期那样睡得时间长, 每天睡眠时间在18 ~ 20个小时。一般来说, 宝宝的睡眠是有规律的: 白天喂奶后会醒一段时间, 日间平均要睡4 ~ 5次, 每次1.5 ~ 2个小时。夜间睡眠时间会相对延长一些,大约要睡10个小时。

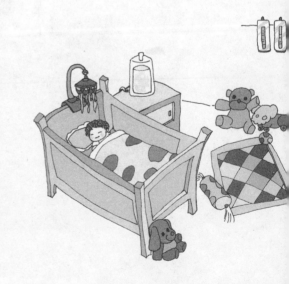

宝宝的囟门有多大？

宝宝的囟门分为前囟和后囟。前囟门位于宝宝头顶的前部，呈菱形，出生时约是成人拇指头大小 (1.5 ~ 2 厘米，对边中点连线的距离)。由于生后的最初几个月，大脑的生长速度较颅骨相对要稍快些，所以在这一阶段，正常宝宝前囟可随着头围的增加而略变大，但一般不超过 3 厘米，也不向外突出，宝宝也无多汗、夜惊、烦躁等表现。

如果前囟大小超过 3 厘米，或伴有多汗、夜惊、烦躁等其他表现，则要考虑"佝偻病"或其他颅脑疾患的可能，这时要请医生检查。前囟门通常要到生后 6 个月左右才开始逐渐变小，一般在 1 ~ 1.5 岁闭合。后囟门在头顶后部正中，呈三角形，一般在生后 2 ~ 3 个月闭合。宝宝囟门部位缺乏颅骨的保护，所以闭合前要防止坚硬物体的碰撞，可以用手轻轻摸，也可以洗。

TIPS

要注意不可以抱着宝宝似摇篮样来回摇晃，这样会使脑部不停地撞击颅骨而发生颅内出血。

宝宝会笑吗？

宝宝出生后 2 个月左右，当父母或熟悉的大人出现在他面前时，他会注视着这个人的脸，手脚乱动，甚至会对着大人微笑。这种反应是宝宝最初发生的人与人之间的交际形式，也是宝宝与大人进行情感交流的起点。当宝宝出现第一次微笑时，父母或经常照顾宝宝的大人一定会惊喜万分。为了表达你对小宝宝这种表情的欣喜之情，你可以亲切地抚摸着他的小手，对宝宝说："你会笑了，真好！"再轻轻地将他抱在怀里，让宝宝的脸贴着你的脸。

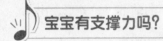

宝宝有支撑力吗？

如果把3个月的宝宝俯卧放在床上，他就会努力用手和胳膊把自己支撑起来。有时能支撑1分钟左右，头还能随着视线转动。当家长扶宝宝坐起来时，宝宝可以自己保持几分钟的平衡，但小脑袋还有点不稳。如果扶着宝宝的腋下
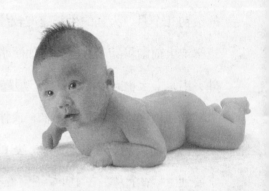

把他立起来，宝宝的脚尖着地抬腿迈，这是一种原始迈步反射。其实，这还不是真正的迈步，等到了第六个月时，宝宝的下肢才能支撑他的全身。

宝宝小手的控制能力如何？

3个月的宝宝，成长最明显的就是手的控制能力增强了。有时他会目不转睛地研究手指，看它们如何协作配合。如果你把玩具放到他面前，宝宝会伸出小手去抓前面的玩具，然后又无意识地松开。宝宝喜欢看自己的手握紧又张开，还会像拍手那样把手掌合在一起。

宝宝能寻找声音吗？

4个月的宝宝听力明显增强，只要在耳朵边发出声音，他就会随着声音转头。

如果你的声音太大或者过于刺耳，宝宝会因惊恐而啼哭。当他吃完奶后，心满意足地躺在床上，舞动着手脚自己玩。妈妈轻声的呼唤，宝宝的头和眼睛，会随着妈妈的声音来源一起转动。

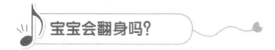

宝宝会翻身吗?

进入第 4 个月的宝宝，不知道哪一天就会用小手努力地把自己支撑起来，因此，不要在没有大人照看的情况下，把宝宝独自留在床上，因为他可能在自己翻身时掉到地上。宝宝会翻身了，这表明宝宝对颈部的控制能力，以及身体的协调能力增强了，也标志着宝宝又一全新的里程开始啦。

宝宝的味觉和嗅觉发育如何?

出生 4 个多月的宝宝，是味觉发育和功能完善最迅速的时期。宝宝对食物味道的任何变化，都会表现出非常敏锐的反应。因此，这一时期的宝宝能明确区别出食物的酸、甜、苦、辣等各种不同的味道。比如，一直吃母乳的宝宝在刚换牛奶时往往会拒绝，因为他感觉到所吃的食物不是以往的味道，所以才拒绝。但这只是暂时现象，任何东西都有一个适应过程，慢慢地喂的时间长了，他就会喜欢吃了。因此，这段时期最适合给宝宝添加辅食，宝宝也最容易接受新添加的食物。

宝宝的发育特点如何?

体重增长指标基本规律。

● 正常足月的宝宝出生时体重为 2500 ~ 4000 克。

● 最初 3 个月,宝宝每周体重增长 180 ~ 200 克,4 ~ 6 个月时每周增长 150 ~ 180 克,6 ~ 9 个月时每周增长 900 ~ 120 克,9 ~ 12 个月时每周增长 60 ~ 90 克。

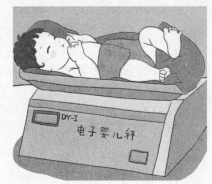

● 按体重增长倍数来算,宝宝在 6 个月时体重是出生时的 2 倍,1 岁时大约是 3 倍,2 岁时大约是 4 倍,3 岁时大约是 4.6 倍。

● 在出生第二年,宝宝体重平均增长 2500 ~ 3000 克。

● 2 岁以后平均每年增长 2000 克左右,一直到青春发育期。

不同阶段宝宝体重计算公式。

● 6 个月以内体重 = 出生体重 + 月龄 × 600 克

● 7 ~ 12 个月体重 = 出生体重 + 月龄 × 500 克

● 2 ~ 7 岁体重 = 年龄 × 2 + 8000 克

TIPS

◆ 给宝宝测量体重时要先排去大小便后空腹。

◆ 要减去衣服和尿布的重量。

◆ 在 1 岁以内应该每月测量一次体重。

◆ 同龄男孩要比女孩重。

🌿 **宝宝身长增长指标基本规律。**

● 身长是指头、躯干、下肢三者长度的总和，三者的比例在宝宝不同阶段不一样。

● 出生时宝宝平均身长为 50 厘米左右。

● 第 1 年身长增长得最快，1 ~ 6 个月时每月平均增长 2.5 厘米，7 ~ 12 个月每月平均增长 1.5 厘米，周岁时比出生时增长 25 厘米。

● 在出生后第二年，宝宝身长增长速度开始变慢，全年仅增长 10 ~ 12 厘米。

● 从 2 岁一直到青春发育期之前，宝宝的身长平均每年增加 6 ~ 7 厘米。

● 年龄越小，头和上半身的比例越大，随着年龄增长，下半身的增长速度快于上半身。

● 2 ~ 7 岁宝宝身长计算公式 = 年龄 × 5 + 75 厘米

TIPS

◆ 为宝宝测量时要脱去鞋、帽、袜子。

◆ 最好在上午进行测量，这样容易得到较为准确的数值。

◆ 3 岁以下的宝宝可采取平躺姿势测量。测量时要注意膝关节伸直，头部有人用手固定。

◆ 同龄男孩比女孩身长要长一些。

🎵 **宝宝的坐立能力如何？**

7 个月的宝宝，可以独自坐着。如果你把宝宝放到床栏边，他能扶着围栏自己站起来，甚至还把腿抬起来试着迈步。当你把宝宝放到床上时，宝宝就会不安分起来，企图往前爬行，如果你用手顶着宝宝的小脚丫，宝宝会用前肢和腹部匍匐爬行很远。8～9个月可用双上肢向前爬。

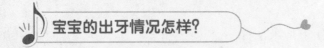

宝宝的出牙情况怎样？

宝宝的出牙情况因人而异，多数宝宝在6～8个月时开始乳牙萌出，8～9个月时上下颌已各长出2颗门牙；在上颌门牙没有出的宝宝中，有的会跳过上面正中间的2颗门牙，而先从两侧长出牙来。宝宝的乳牙长齐共有20颗，出牙时间也因人而异，但一般是乳中切牙6～8个月出，乳侧切牙8～12个月出，第一乳磨牙12～18个月出，乳尖牙15～24个月出，第二乳磨牙20～40个月出。

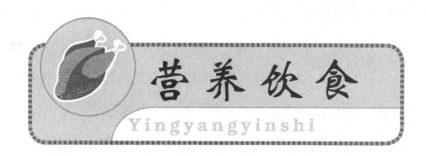

营养饮食
Yingyangyinshi

🎵 宝宝何时出现腰部脊柱前凸?

宝宝会在出生后的 3 个月和 6 个月左右形成两个生理性弯曲,分别是颈部脊柱前凸和胸部脊柱后凸。等宝宝长到 1 岁时,宝宝就开始练习直立行走(在身体重力的作用下),脊柱开始出现第三个生理性弯曲——腰部脊柱前凸。

🎵 1 ~ 2 个月的宝宝如何喂养?

1 ~ 2 个月的宝宝,可以完全依靠母乳摄取所需要的营养,不需要添加任何辅助食品。如果母乳不足(一定不要轻易认为自己的母乳不足,有时是因为妈妈休息不好,或宝宝吸吮刺激不够而引起暂时的奶量不足),可以添加配方奶。

🎵 如何选购奶粉?

无论什么品牌的奶粉,其基本原料都是牛奶,只是添加一些维生素、矿物质、微量元素,其含量不同,有所偏重。但都要按照国家统一的奶制品标准加工制作,只要是国家批准的正规厂家生产，正规渠道经销的奶粉，适合这个月龄的宝宝，都可以选用。选用时要看是否标有生产日期、有效期、保存方法、厂家地址、电话、奶粉成分及含量、所释放的热量、调配方法等，最好选择知名品牌、销售量大的奶粉。一旦选择了一种品牌的奶粉，没有特殊情况，不要轻易更换奶粉种类，如果频繁更换，就会导致宝宝消化功能紊乱和喂哺困难。

配方奶粉与母乳的营养成分对比（均以 100 毫升为准）			
母乳		配方奶	
营养成分	含量	营养成分	含量
蛋白质	1.5 克	蛋白质	3.2 克
脂肪	2.8 克	脂肪	3.5 克
糖分	7.2 克	糖分	7.5 克
钙	33 毫克	钙	45 毫克
磷	21 毫克	磷	25 毫克
铁	0.2 毫克	铁	1.2 毫克
维生素 A	21 毫克	维生素 A	200 毫克

 奶粉可以冲浓一些给宝宝喝吗?

奶粉浓度太浓易造成宝宝腹泻、肠道受损，影响宝宝摄食，而太稀则会造成营养摄取不足，阻碍宝宝正常生长，因此，父母要依奶粉上的说明给予宝宝适当浓度的牛奶。

配方奶粉买回来后，一定要先将奶粉罐上的说明仔细看一遍。奶粉罐上都有清楚的冲泡方法说明，多少量的奶粉冲泡多少量的水，以及建议摄取量。

建议摄取量是一个建议的参考值，每个宝宝的胃口不一样，并非一定要喝到这么多的量才算标准。有的父母看宝宝吃不到建议量，担心宝宝营养不够，就自行增加奶粉的分量，这样是不正确的。

可以给宝宝喝豆奶吗？

豆奶是以豆类为主要原料制成的，它含有丰富的蛋白质以及较多的微量元素，是一种营养食品。但是，豆奶仍不能完全代替牛奶，豆奶所含的蛋白质主要是植物蛋白，豆奶中的脂肪含量不及牛奶的30％，钙质也只有牛奶的20％，磷质约为牛奶的25％，因此，不宜用它直接代替牛奶喂养小宝宝，还是以配方奶为好，特别是4个月以内的宝宝，更不宜单独用豆奶喂养，还应以母乳和配方奶为主，豆奶只作为补充食品。

2 ~ 3 个月的宝宝如何喂养？

母乳充足时，2 ~ 3 个月的宝宝体重平均每天增加30克左右，身高每月增加2厘米左右。过去吃奶很多的宝宝，喂奶间隔的时间会变长。以往一过3个小时就饿得哭闹的宝宝，现在即使过4个小时甚至更久也不醒，说明宝宝的胃可以存食了，决不要因为喂奶时间到了就叫醒宝宝，这样会影响宝宝的休息。

用牛奶喂养，2 ~ 3 个月的宝宝食欲旺盛，

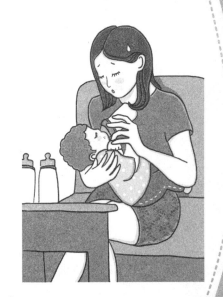

如果按照宝宝的欲望不断加奶就有可能过量，继续加下去就会过分肥胖，体内积存不必要的脂肪，会加重心脏、肾脏和肝脏的负担。虽然吃母乳的宝宝也有肥胖的，但由于母乳易于消化，不会加重肝肾负担。

为了不使宝宝过胖，这时配方奶的日用量应限制在 800 毫升以下，这些奶量产生的热量足够宝宝的需要。一天喂 6 次，每次不超过 150 毫升，如一天喂 5 次，每次不超过 180 毫升。

开始增加果汁、菜水以补充维生素。

宝宝需要多少营养素?

2 ~ 3 个月的宝宝对蛋白质、脂肪、矿物质、维生素的需要，大都可以通过母乳和牛乳摄入，每天补充维生素 D 300 ~ 400 国际单位；人工喂养儿，可补充鲜果汁，每天 20 ~ 40 毫升。母乳喂养儿，如果大便干燥，也可以补充些果汁。早产儿，从这个月也应开始补充铁剂和维生素 E。铁剂为每千克体重 2 毫克／日，维生素 E 为 25 国际单位／日。

妈妈如何调整夜间喂奶的时间?

对于这个时期的宝宝来说，夜间大多还要吃奶，如果发现宝宝的体质很好，就可以设法引导宝宝断掉凌晨 2 点左右的那顿奶。因此，应将喂奶时间做一下调整，可以把晚上临睡前 9 ~ 10 点这顿奶，顺延

TIPS

在掌握宝宝吃奶规律的基础上，应适当调整夜间吃奶的时间，以保证妈妈的休息，妈妈休息好了，宝宝才会有充足的奶源。

到晚上 11 ~ 12 点。

宝宝吃过这顿奶后，起码在 4 ~ 5 点以后才会醒来再吃奶。这样，家长基本上就可以安安稳稳地睡上 4 ~ 5 个钟头了，不会因为给宝宝半夜喂奶而影响休息。

刚开始这样做时，宝宝或许还不太习惯，到了吃奶时间就醒来了。妈妈应改变过去一见宝宝动弹就急忙抱起喂奶的习惯，不妨先看看宝宝的表现，等宝宝闹上一段时间，看是否会重新入睡，如果宝宝有吃不到奶不睡觉的势头，可喂些温开水试试，说不定能让宝宝重新睡去。如果宝宝不能接受，那就只得喂奶了，等过一阵子再试试。从营养角度看，白天奶水吃得很足的宝宝，夜间吃奶的需求并不大。

宝宝喜欢含乳头入睡有哪些坏处?

宝宝有可能因吸吮空乳头而咽下过多空气而引起呕吐或腹痛。

习惯一经形成，日后断奶困难。

如妈妈和宝宝睡着了，稍不注意即有造成宝宝窒息的危险。

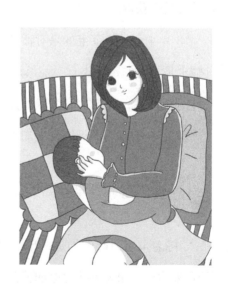

长期含空乳头睡觉，可影响上下腭骨的发育，使宝宝的嘴变形。

因此，不要让宝宝养成含空乳头的不良习惯。刚出生的宝宝吸吮能力弱，常常是刚吃几口就睡着了。妈妈可用乳头刺激宝宝的嘴唇，或用手捏捏小鼻子，提提小耳朵，弄醒宝宝让他多吸吮一会儿。等喂完奶后，如果宝宝吸住乳头就是不放的话，妈妈不要强行抽出乳头，否则乳头有可能因此而破裂。只要用指头往宝宝嘴角上方轻轻一压，破坏宝宝口腔内的负压，就可以不费力地抽出乳头。抽出乳头后，妈妈要抱起宝宝，让宝宝的头靠在你的肩上，身体直立，用手轻拍宝宝的后背，直到宝宝打嗝为止。因为宝宝吸奶的时候很有可能将空气一同吸入胃里，不及时将空气排出，宝宝就会漾奶。

3 ~ 4个月的宝宝如何喂养？

3 ~ 4个月的宝宝仍然能够从母乳中获得所需要的营养，母乳充足的宝宝这个月可以不添加任何辅食，仅仅喂些新鲜果汁就可以了。如果宝宝大便较稀且次数多，也可以不喂果汁，喂多种维生素片。这个月龄的宝宝对碳水化合物的吸收消化能力还是比较差的，对蛋白质、矿物质、脂肪、维生素等营养成分的需求可以从乳类中获得。

3 ~ 4个月的宝宝如果对辅食不感兴趣，父母无须着急添加。强迫宝宝吃辅食是不对的，乳类食品能够满足宝宝所需的营养。添加一些辅助食品对宝宝牙齿萌发，肠胃功能锻炼是有好处的，但是如果强迫宝宝吃他不喜欢吃的辅食，会给以后添加辅食增加难度。

何时可以给宝宝添加辅食？

随着宝宝月龄的增加，单纯奶的营养成分已经不能满足需要，必须增加辅食来弥补。如果不按时增加辅食，可能引起营养缺乏症。

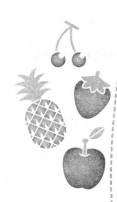

🍃 **第2~3个月。**可给新鲜的果汁水或菜水。每日两次，每次从一小匙开始，然后逐渐增加。

🍃 **第4~5个月。**母乳不足，可每天适量给宝宝增加配方奶或米糊。4个月以上的宝宝，体内铁质已逐渐消耗完，应添加富含铁的食物，如蛋黄，每次可从1/4个开始，逐渐增加到1个。还可给予少量的苹果泥、菜泥或鱼泥等。

🍃 **第5个月。**可吃些稀粥、饼干，需在吃奶前少量吃一些。

🍃 **第6个月。**此时宝宝开始萌牙，可吃些稍硬的条状饼干、馒头片；适量的蛋羹、烂面片、肉松等。

🍃 **第7~9个月。**添加动物肝泥、豆腐、肉末、碎菜，每天2~3顿；适量的面包、蛋糕等。

🍃 **第10~12个月。**可给烂饭或面片加些瘦肉末、蔬菜，煮烂的鸡、鱼、动物肝，每天两三顿。随着辅食量的增加，奶量随之减少。

宝宝食物添加进度		
月龄	食物种类	食物形态
2个半月~3个月	谷类食物或水果	流　质
3个半月~4个半月	蔬菜	半流质
4个半月~5个半月	肉类	稀糊状
6个月	蛋类	糊　状

 添加辅食的原则

一次只添加一种新食物，如果隔4~6天之后没有问题，再添下一种。这样宝宝的肠胃可以慢慢适应，以利于消化。如果同时吃多种新食品，出现了食品过敏都不知道是哪种食品引起的。

对宝宝来说，吃每种新的食物不能指望他每次都会马上吃下去。宝宝要试很多次才会接受新食物。

添加要由少到多，由稀到稠，由细到粗。比如，米粉，开始时只喂宝宝一小勺，第二天再多喂两勺，等宝宝对新食物适应了，再慢慢增加量。

常见误区

（1）只给宝宝吃米粉，不吃五谷杂粮。米粉是精制的大米制成的，大米在精制过程中，主要营养会丢失。宝宝米粉中的所谓营养是在后期加工中添进去的，即所谓的强化，所以吸收也不如天然状态的营养好。

（2）认为营养都在汤里，给宝宝光喝汤。汤里的营养其实只有5%～10%，更多的在肉里。

（3）认为蛋黄是补铁的唯一食品。蛋黄实际上含铁量较高，但吸收率非常低，因为里面的磷酸和铁结合起来，不易被宝宝吸收。含铁量丰富的食品有：鱼肉、猪肝、鸡、鸭、猪血等。

（4）认为宝宝月龄小，有些食物不能给他吃。其实只要遵循添加原则，一般大人能吃的，宝宝都是可以吃的。开始宝宝好像能吃的食品不多，但是，如果宝宝对每种食品的消化吸收都很好，肠胃也不出问题，很快就可以吃更多东西了。有的宝宝肠胃不太适应，或者身体有其他不舒服，比如，出牙，可以添加得慢一点，多等几天。

给宝宝添加辅食时，还要以吃奶为主。应先把妈妈的两侧乳房吃空，再添加辅食。

最好在宝宝心情愉快，妈妈也轻松的状态下喂辅食，这样会增加宝宝的食欲和进食的兴趣。

辅食添加要根据宝宝的月龄，从谷类开始，向蔬菜水果、鱼肉禽蛋、豆类制品等过渡，也可选择营养辅食系列产品作补充。

🎵 **宝宝可接受哪些辅食?**

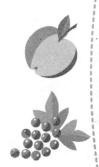

宝宝从五六个月到 1 周岁, 如果平均每周添加 1 种, 可以添加 30 种食品。粮食可以吃大米、小米、燕麦、黑米、小麦、面条; 豆类可以吃豆腐等各种豆制品; 种子类可以吃芝麻酱、核桃粉; 蔬菜类可以吃西蓝花、菜花、胡萝卜、黄瓜、土豆; 水果类可以吃香蕉、苹果、梨、李子、桃子、芦柑、大枣、葡萄; 真菌类可以吃蘑菇、香菇, 还可以吃鸡肉、肝粉、鱼粉、虾仁、蛋类和海产。

这样才能做到营养均衡, 不会养成宝宝偏食、挑食的坏习惯。当然, 每个宝宝有个体差异, 有的宝宝会对某些食物过敏, 父母也要仔细观察。

🎵 **怎样给宝宝制作米糊?**

准备大米或小米米粉适量。用冷水将米粉调匀, 水的多少依宝宝的具体情况而定。在大火上煮开, 要边煮边搅; 然后用小火, 边煮边搅 10 分钟左右即可。

调制营养米糊, 有三种方法: 可以用配方奶、母乳或是苹果汁。用稀释过的苹果汁来调配米糊, 富含丰富维生素 C, 能帮助米粉中的铁被宝宝充分吸收。最开始调配的米糊像肉汤那样稀, 每天学吃 1 ~ 2 勺, 等宝宝完全习惯后, 再逐渐增加稠度, 可以厚一点, 并且可与已尝试过的各种食品单独混合, 如胡萝卜泥、蛋黄等食物。

怎样给宝宝吃蛋黄?

鸡蛋煮熟,取出蛋黄。刚开始取 1/4 蛋黄,压成糊状,以后逐步增加到 1/3、1/2 到 1 个。等宝宝习惯蛋黄的味道之后,你也可以将蛋黄拌入米粉中,或是拌在果汁中。还要注意不要将蛋黄外面颜色深的部分给宝宝吃,因为这部分容易造成过敏。

 怎样给宝宝制作菜水和果汁?

菜水:

原料:绿叶蔬菜 500 克,水适量。

制作:将蔬菜洗净后切成小块,把水烧开,倒入已切好的蔬菜,加上锅盖,大火烧开后起锅。此时,不要揭锅盖,放置半小时,滤出菜水即可。

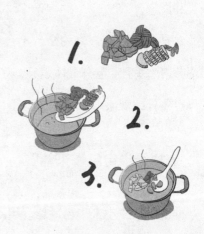

果汁:

等宝宝熟悉 3 种以上菜泥后,可以着手准备添加果汁了。先按照两份水,1 份果汁的比例调兑,再慢慢到 1:1,最后品尝原味果汁。

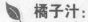 **橘子汁:**

原料:橘子 1 个,糖少许。

制作:洗净橘子,取出橘瓣放入碗中,用匙压汁,也可用压汁器取汁。

🌿 **西红柿汁：**

原料：新鲜西红柿 1 个。

制作：将西红柿洗净，开水烫后去皮，用干净菜刀切碎，再用匙压汁（或糖腌半小时取汁），用干净纱布过滤留汁即可。

🎵 **怎样给宝宝制作鱼泥、肉末和鸡肝泥？**

🌿 **鱼泥：** 选择河鱼或是海鱼，蒸熟，取出肉，并小心将鱼刺全部除去，压成泥。

🌿 **肉末：** 鲜肉剁碎，蒸熟可以连同胡萝卜泥拌在米粉里。

🌿 **肝泥：** 先用水清洗干净，然后用手仔细地把鸡肝的外膜、脂肪、血根等杂质去除；放进锅里隔水蒸 15 分钟，煮好后的鸡肝，颜色淡黄；然后用小调羹慢慢地压碎，压到一定程度后，加少量的盐调味和去腥；加盐后，继续把鸡肝压成糊状；做好后的鸡肝泥用保鲜盒装好备用，吃米粉的时候可以添加进去一起吃，也可以加米汤调稀后直接喂给宝宝吃。

🎵 **怎样给宝宝吃水果最合理？**

一般适合宝宝的水果有：苹果、梨、香蕉、橘子、西瓜等。苹果有收敛止泻的作用；梨有清热润肺的作用；香蕉有润肠通便的作用；橘子有开胃的作用；西瓜有解暑止渴的作用。

宝宝身体状况好的时候，家长可以每天选

TIPS

家长在给宝宝选购水果时，最好对宝宝常吃的水果特性有一定的了解，一是有利于宝宝的营养和消化吸收；二是方便喂用。

择 1 ～ 2 样水果，做成水果泥喂给宝宝。如果遇到宝宝身体不适时，可以根据宝宝的状况合理选择水果，这样不仅可以补充营养，还可以起到治病和帮助恢复的作用。

如宝宝大便稀薄时，可用苹果炖成苹果泥喂给宝宝，有涩肠止泻的作用；如宝宝有上火现象时，可用梨熬成梨汁喂给宝宝，有清凉下火作用。

但家长给宝宝吃水果时，也要掌握量的问题，要知道过多吃水果也会致病的。喂水果要适可而止、细水长流。比如香蕉，甘甜质软，喂起来又方便，宝宝特别喜欢吃，因此，最容易造成宝宝过食过饱，会出现腹胀便稀，影响胃肠道功能。

♪♫ 5 ～ 6 个月的宝宝如何喂养?

5 ～ 6 个月的宝宝，一天的主食应是母乳或其他乳品、乳制品。一夜仍需给宝宝喂奶 1 ～ 2 次，如果是喂牛奶，全天总量不应少于 600 毫升。晚餐可逐渐以辅食为主，并循序渐进地增加辅食品种。此期间可添加的辅食品种有：

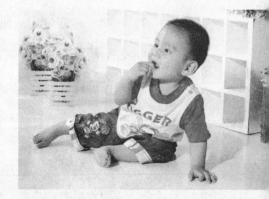

半固体食物及泥糊类食物。如粥、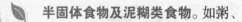烂面条等，以促进牙齿的生长并锻炼咀嚼吞咽能力，还可让宝宝自己拿着吃，以锻炼手的技能。

杂粮。可让宝宝吃一些玉米面、小米等杂粮做的粥。杂粮的某些营养素高，有益于宝宝的健康生长。

🍃 **动物性食物的量和品种**。如可以给宝宝吃整个鸡蛋了，还可增添肉松、肉末等。

为使宝宝的营养均衡，每天的饮食要有五大类：即母乳、牛乳或配方奶等乳类；粮食类；肉、蛋、豆制品类；蔬菜、水果类及油类。

♪）6 ～ 7 个月的宝宝如何喂养？

宝宝长到 6 个月以后，不仅对母乳或牛奶以外的其他食品有了自然的欲求，而且对食品口味的要求与以往也有所不同，开始对咸的食物感兴趣。

无论是吃母乳还是吃牛奶，此时宝宝的主食仍以乳类为食品为主，代乳品只能作为一种试喂品让宝宝练习着吃。

增加半固体的食物，如米粥或面条，一天只加一次。粥的营养价值与牛奶、母乳相比要低得多。此外，米粥中还缺少宝宝生长所必需的动物蛋白，因此，粥或面条一天只能加一次，而且要制作成鸡蛋粥、鱼粥、肉粥、动物肝末粥等给宝宝吃。

6 ～ 7 个月宝宝食谱的安排可参照如下标准制定：

早晨 6 点半：　母乳或牛奶 180 毫升；
上午 9 点：　　蒸鸡蛋 1 个；
中午 12 点：　　粥或面条小半碗，菜、
　　　　　　　　肉或鱼占粥量的 1/3；
下午 4 点：　　母乳或牛奶 180 毫升；
晚上 7 点：　　少量辅食，牛奶 150 毫升；
晚上 11 点：　　母乳或牛奶 180 毫升。

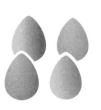

观察体重：每隔 10 天给宝宝称一次体重，如果体重增加不理想，奶量就不能减少。体重正常增加，可以停喂一次母乳或牛奶。

宝宝 6 个月后，可以吃一般的水果。可将香蕉、水蜜桃、草莓等类的水果压成泥给宝宝吃，苹果和梨用匙刮碎吃，也可给宝宝吃葡萄、橘子等水果，但要洗净去皮后再吃。

7 ~ 8 个月的宝宝如何喂养？

宝宝长到 7 个月时，已开始萌出乳牙，有了咀嚼能力，同时舌头也有了搅拌食物的功能，对饮食也越来越多地显出了个人的爱好，喂养上也随之有了一定的要求。

（1）继续吃母乳和牛奶。但是因为母乳或牛奶中所含的营养成分，尤其是铁、维生素、钙等已不能满足宝宝生长发育的需要，乳类食品提供的热量与宝宝日益增多的运动量中所消耗的热量不相适应，不能满足宝宝的需要。因此，此时应该是宝宝进入离乳的中期了，奶量只保留在每天 500 毫升左右就可以了。

（2）增加半固体性的代乳食品，用谷类中的米或面来代替两次乳类品。

7 ~ 8 个月宝宝的食谱安排可参照如下标准制定：

早晨 7 点：　　　　牛奶 200 毫升；
上午 9 ~ 10 点：　牛奶 200 毫升，蒸鸡蛋 1 个，
　　　　　　　　　饼干 2 块；
中午 12 点：　　　肝末（或鱼末）粥 1 小碗；
下午 4 点：　　　　牛奶 150 毫升，馒头 1 片；
晚上 8 点：　　　　面条（加碎菜、动物血少许）；
晚上 10 点：　　　牛奶 150 毫升。

在每日奶量不低于 500 毫升的前提下，减少两次奶量，用两次代乳食品来代替。

（3）代乳食品的选择。应选择馒头、饼干、肝末、动物血、豆腐等。

♪ 8 ～ 9 个月的宝宝如何喂养?

（1）用母乳喂养的宝宝一过 8 个月，即使母乳充足，也应该逐渐实行半断奶。原因是母乳中的营养成分不足，不能满足宝宝生长发育的需要。因此，在这个月里，母乳充足的不必完全断奶，但不能再以母乳为主，一定要加多种代乳食品。

（2）用牛奶喂养宝宝，此时也不能把牛奶作为宝宝的主食，要增加代乳食品，但是每天牛奶的量仍要保持在 500 ～ 600 毫升。

（3）继续增加辅食，可食用碎菜、鸡蛋、粥、面条、鱼、肉末等。辅食的性质还应以柔嫩、半固体为好，少数宝宝此时不喜欢吃粥，而对成人吃的米饭感兴趣，也可以让宝宝尝试吃一些，如未发生消化不良等现象，以后也可以喂一些软烂的米饭。

（4）给宝宝做的蔬菜品种应多样，如胡萝卜、西红柿、洋葱等，对经常便秘的宝宝可选菠菜、卷心菜、萝卜、葱头等含纤维多的食物。

8 ～ 9 个月的宝宝食谱可参照如下标准制定:

早晨 7 点:	牛奶 200 毫升;
中午 11 点:	粥 1 小碗，菜末 30 克，鸡蛋 1/2 个;
下午 3 点:	牛奶 200 毫升;
晚上 6 点:	粥多半碗，鱼 30 克或肉末 30 克、豆腐 30 克;
晚上 9 ～ 10 点:	牛奶 200 毫升。

（5）宝宝满8个月后，可以把苹果、梨、水蜜桃等水果切成薄片，让宝宝拿着吃。香蕉、橘子（注意去子）可整个让宝宝拿着吃。

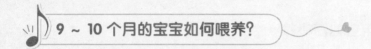

9～10个月的宝宝如何喂养？

宝宝长到9个月以后，乳牙已经萌出4颗，消化能力也比以前增强，此时的喂养应该注意以下几点：

（1）母乳充足时，除了早晚睡觉前喂点母乳外，白天应该逐渐停止喂母乳。如果白天停喂母乳较困难，宝宝不肯吃代乳食品，此时有必要完全断掉母乳。

（2）用牛奶喂养宝宝的，此时牛奶仍应保证每天500毫克左右。代乳食品可安排3次，因为此时的宝宝已逐渐进入离乳后期。

（3）适当增加辅食，可以是软饭、肉（以瘦肉为主），也可在稀饭或面条中加肉末、鱼、蛋、碎菜、土豆、胡萝卜等，量应比上个月增加。

（4）增加点心，比如在早午饭中间增加饼干、烤馒头片等固体食物。

（5）补充水果。此月龄的宝宝自己已经能将整个水果拿在手里吃了。但妈妈要注意在宝宝吃水果前，一定要将宝宝的手洗干净，将水果洗干净，削完皮后让宝宝拿在手里吃。

9～10个月的宝宝食谱可参照如下标准制定：

早晨7点：	粥1/2小碗，肉松适量，鸡蛋1个；
上午9点：	牛奶100毫升，饼干1～2块；
中午12点：	面条半小碗，加蔬菜、肉、鱼；
下午3点：	牛奶200毫升，小点心1个；
晚上6点：	粥1小碗，碎菜、肝末；
晚上8～8:30点：	临睡前加1次牛奶，约150毫升。

🎵 10 ~ 11 个月的宝宝如何喂养?

宝宝长到 10 个月以后,乳牙已经萌出 4 ~ 6 颗,有一定的咀嚼能力,消化机能也有所增强,此时可以断掉母乳,用代乳食品和牛奶喂养。

(1)断母乳,用主食代替母乳。除了一日三餐可用代乳食品外,在上午、下午还应该安排一次牛奶和点心,用来弥补代乳食品中蛋白质、无机盐的不足。

(2)用牛奶喂养宝宝的,此时应减少牛奶的量,最好将喂牛奶的时间安排在上午、下午,每天牛奶的量不超过 500 毫升。

(3)增加辅食。此时的宝宝已有了一定的消化能力,可以吃点烂饭之类的食物,辅食的量也应比上个月略有增加。如果以往辅食一直以粥为主,而且宝宝能吃完一小碗,此时可加一顿米饭试试。开始时可在吃粥前喂宝宝 2 ~ 3 匙软米饭,让宝宝逐渐适应。如果宝宝爱吃,而且消化良好,可逐渐增加。

10 ~ 11 个月的宝宝食谱的安排可参照如下标准制定:

早上 7 点:　牛奶 180 毫升,面包两块;
上午 9 点:　开水 100 毫升,饼干两块;
中午 11 点:米饭半小碗,鸡蛋 1 个,蔬菜;
下午 3 点:　牛奶 180 毫升,小点心 1 个,水果;
下午 6 点:　稀饭 1 小碗,鱼、肉末、蔬菜;
晚上 9 点:　鲜牛奶 100 毫升。
　　中午吃的蔬菜可选菠菜、大白菜、胡萝卜等,切碎与鸡蛋搅拌后制成蛋卷给宝宝吃。下午加点心时吃的水果可选橘子、香蕉、西红柿、草莓、葡萄等。

11 ~ 12 个月的宝宝如何喂养?

此时的宝宝不再以母乳、牛乳为主要的日常饮食,从而结束了断乳期,开始吃离乳后的饮食了。此时的喂养应注意以下几点:

(1)继续吃牛奶。虽然在宝宝的食谱中有动物性食品的安排,但量不足,而从牛奶中补充蛋白质是最佳的补充方法。至于牛奶的量可根据宝宝吃鱼、肉、蛋的量来决定。一般来说,宝宝每天补充牛奶的量不应该低于250毫升。

(2)宝宝离乳后,谷类食品成为宝宝的主食,因此,宝宝的膳食安排要以米、面为主,同时搭配动物食品及蔬菜、豆制品等。

(3)随着宝宝消化功能的逐渐完善,在食物的搭配制作上也可以多样化,最好能经常更换花样,如小包子、小饺子、馄饨、馒头、花卷等,以提高宝宝进食的兴趣。

11 ~ 12 个月宝宝的食谱可参照如下标准制定:

早晨7点:粥一小碗,肉饼或面包一块;
上午9点:牛奶150毫升;
中午12点:煨饭(米25克、肉末25克、蔬菜25克);
下午3点:牛奶100毫升,豆沙小包一个;
晚上7点:烂饭一小碗,鱼、蛋、蔬菜或豆腐;
晚上9点:水果。

 怎样让宝宝学会使用汤匙?

一般在宝宝9个月时,就会开始对汤匙产生兴趣,此时妈妈就应该让宝宝自己试着使用，以免错过最佳培训期。勺子大小要适中，不易破损，否则宝宝一不小心会弄伤自己。小勺不要到处乱放，弄脏后再吃就不卫生了。不要让宝宝嘴里含着勺子到处跑着玩，这样一不小心小勺会戳伤喉咙，甚至吞入气管，造成窒息。训练宝宝用小勺从汤盘里舀汤，一勺一勺地送到嘴里喝，但要注意汤不能太烫，尤其用金属做的小勺舀汤时，更要注意温度适中，否则也

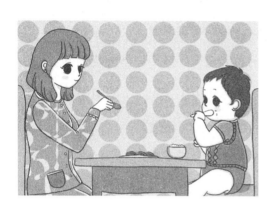

会对宝宝造成伤害。用餐结束后，要叫宝宝把小勺放好，不要随手乱扔乱放，养成好习惯。一开始妈妈可以从旁协助，如果宝宝不小心将汤匙摔在地上，妈妈也要耐心地引导，千万不可以严厉地指责宝宝，以免宝宝排斥学习。

🎵 **怎样让宝宝学会使用碗?**

宝宝 10 个月以后，妈妈就可以准备底部宽广的轻质碗让宝宝试着使用了。因为宝宝的力气较小，所以装在碗里的东西不要超过 1/3；宝宝可能不知道一口一口地吃，妈妈也可以从旁协助，调整每一次的进食量。

2 岁以后，妈妈就可以让宝宝学习一手托住碗，一手拿汤匙吃饭了。这时，妈妈可以给宝宝一个轻而坚固、不易滑动且适合手形的碗，并先示范拿碗的姿势给宝宝看，再让宝宝模仿，比如，将拇指指腹压在碗的表缘，小指以外的三根手指放在碗底边缘等简单动作。

怎样让宝宝学会使用杯子?

宝宝通常在六七个月时就可以用杯子喝东西了，不过，也有些宝宝要晚一点才能掌握。一开始应让宝宝两手扶在杯子 1/3 的位置，再小心端起，以避免内容物洒出来。给宝宝演示如何端起杯子到嘴边并斜过来喝水。然后就可以教宝宝使用有硬塑料嘴的学饮杯了，接下来就是有握柄的能打开盖的杯子。

如果用的是防溢式学饮杯，宝宝喝水时可能比较干净，但是会费劲得多。可以试着把防溢阀取下来，让液体流出更顺畅，也可以使用不带防溢阀的有盖杯子。

如果发现宝宝用学饮杯或杯子喝得并不好，也要坚持下去，尝试不同的牌子、型号或杯子，并保持轻松的心态。可以试着把学饮杯放在房间里，并让他自己慢慢习惯。如果宝宝渴了，他就会喝的，只要他的尿量足够就行了。持之以恒，等到宝宝 3 岁左右，就可以非常自然地使用杯子了。

 如何防止宝宝挑食?

宝宝 4 个月时，可以适当添加一些辅食，包括米糊、鸡蛋黄、菜泥、菜粥等。7 个月时，可以吃一些肉类的食物。刚开始添加的时候，由于宝宝对新食物口味还不适应，可能拒绝吃辅食或者吃得很慢、很少，此时家长不要放弃，可将宝宝拒绝吃的食物切碎，和他喜欢吃的食物混在一起，或想办法把饭菜的色彩搭配得漂亮一些，以吸引宝宝去尝试。对大一些的宝宝，可给他讲一些挑食有害的小故事，也可以用游戏来吸引宝宝开口吃饭。

宝宝七八个月时就可以吃饼干、软饭等固体食物了，此时宝宝可能因为没有掌握咀嚼食物的本领，会表现出对固体食物的拒绝，家长切不可为了省事，继续把食物做成碎泥状，因为幼儿园里的饭菜是以固体食物为主的，因此，家长必须耐心地教会宝宝咀嚼。首先，要多给宝宝演示正确的咀嚼动作，演示的时候要将动作放慢些，让宝宝看清楚大人是如何用门牙把食物咬碎，又是如何用磨牙把食物磨碎的，还可以让宝宝摸摸大人的脸，通过感受大人有力的咀嚼动作，唤起宝宝的咀嚼兴趣。

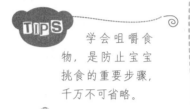

TIPS

学会咀嚼食物，是防止宝宝挑食的重要步骤，千万不可省略。

 ## 宝宝何时开始学吃饭?

当发生以下现象时，妈妈就可以着手教宝宝学吃饭了。

● 宝宝吃饭的时候喜欢手里抓着饭;

● 已经会用杯子喝水了;

● 当勺子里的饭快掉下来的时候，宝宝会主动去舔勺子。

学习吃饭全过程。

2 ~ 3 个月时，适当用小勺给宝宝喂些果汁、果泥，使宝宝认识奶瓶的同时，对勺子也有一定的感性认识，并学会把食物由舌前送到舌根部，为将来尽快使用勺子奠定良

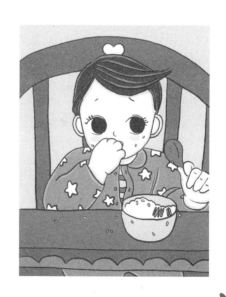

好的基础。

6个月左右，宝宝可以自己拿饼干吃了，即使吃得满脸满身饼干屑，也别干涉他，让他吃饱后再去清理。

10个月左右的宝宝应学习从成人端着的杯子里喝水。

12个月的宝宝要学会自己拿着杯子喝水了。

1岁左右，宝宝会喜欢跟成人一起上桌吃饭，不能因为怕他"捣乱"而剥夺了他的权利，可以用一个小碟盛上适合他吃的各种饭菜，让他尽情地用手或用勺喂自己，即使吃得一塌糊涂也无所谓。

吃饭技巧自己学

(1) 如果宝宝总喜欢抢着拿勺子的话，妈妈可以准备两把勺子，一把给宝宝，另一把自己拿着，让他既可以练习用勺子，也不耽误把他喂饱。

(2) 教宝宝用拇指和食指拿东西。

(3) 给宝宝做一些能够用手拿着吃的东西或切成条和片的蔬菜，以便他能够感受到自己吃饭是怎么一回事。如土豆、红薯、胡萝卜、豆角等，还可以准备香蕉、梨、苹果和西瓜（把子去掉）、熟米饭、软的烤面包、小块做熟了的嫩鸡片等。

断乳后宝宝的饮食如何搭配？

宝宝刚断奶时咀嚼功能及对食物的适应性都不强，不宜吃不易消化的食品。但是，还必须保证营养供应，以满足宝宝生长发育的需要，因此，要妥善地安排好膳食。一般母乳喂养的宝宝在1周岁以内生长发育很快，但是断奶后一段时间会出现生长迟缓或停顿，其原因多是因断母乳后膳食安排不当所造成的。此时也常是宝宝健康易出现问题的时期，必须引起家长们的重视。

宝宝断奶后的饮食，一定要调配含蛋白质、矿物质及维生素丰富的食物，以保证营养素的需要，乳类是最为理想的，每天应供给 250 克牛奶或调好的豆类代乳粉、豆浆。除三餐外，可在上午、下午各加一次点心。三餐的主食可供给各种谷类做的稠粥、软食、面片、馄饨等。食物应从流质、半流质逐渐变为普食。副食要保证一定量的鱼、瘦肉、蛋类、豆制品以及各种蔬菜的瓜果类食物。并应将鱼、肉、蔬菜制成泥末，或碎菜以便于消化，随时掌握宝宝的消化情况，饥饱程度要适宜。

怎样解决宝宝依赖奶瓶?

建议在宝宝 1 岁前后停止使用奶瓶。虽说想戒除宝宝的这个动作和习惯都不容易，但想到奶瓶将会给宝宝的生长发育带来一定的伤害，就要想尽一切办法帮助宝宝戒除这个习惯。

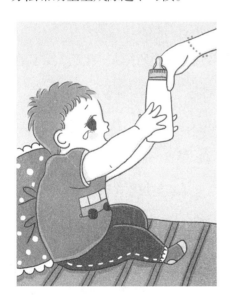

家长可参考以下方法。

限制宝宝用奶瓶的时间、地点和频率。

一天只给宝宝使用 2 ~ 3 次奶瓶，正餐间的点心或饮料则放在杯子里供应。

奶瓶中不装好喝的牛奶和果汁，只装白开水。这也有可能降低宝宝对奶瓶的兴趣，并能保护宝宝的牙齿。

绝不允许宝宝带着奶瓶上床，或是爬行、走路以及游戏。规定宝宝只能在特定场合，如坐在家长腿上才能使用奶瓶，万一宝宝想溜下去，而奶瓶仍有剩余物时，可将奶瓶收起来不给宝宝喝。

宝宝终将抵不住家长温馨的搂抱，而自愿放弃用奶瓶。当然，这需要一个过程，即使想让宝宝彻底放弃奶瓶，还有一定的难度，至少，家长应将长期用奶瓶对宝宝所能造成的伤害降到最低程度。

1岁宝宝的饮食有何原则?

注重食物的营养价值。给宝宝吃的食物，应该是既好吃，又有营养价值。

注重宝宝的每一口。饮食习惯是逐步养成的，家长给宝宝吃进的每一口食物都是重要的。尤其是零食，最容易惯坏宝宝的胃口。

注重规律的饮食习惯。给宝宝用餐就要按时按点，由于宝宝活动量大，消耗多，导致饿得快，这就需要中间加点点心来补充热量。

注重天然未加工的食物。天然而未经处理的食物最能保有其原有的养分，人工添加物及一些不明物质，可能给宝宝造成身体上的伤害。因此，家长在为宝宝准备适合的菜肴时，应选择新鲜的原料，多用蒸、煮等最简单的方式。

注重饮食效果。宝宝体重的问题一方面取决于遗传、疾病；另一方面就是取决于营养。对一个体重超标的宝宝而言，禁食不如择食好。而对于体重相对不足的宝宝，增加热量及营养均衡二者并重才是最根本的解决办法。

注重全家人的饮食习惯。家人的饮食习惯，会潜移默化地影响宝宝，为了宝宝的健康，应改变不良的饮食习惯。

宝宝不喜欢吃米饭怎么办?

只要宝宝很健康,每天高高兴兴地玩耍,即使宝宝吃米饭吃得很少也没关系。让宝宝吃米饭,是因为米饭中含有丰富的糖和植物性蛋白,但是面包、面条中都含有,所以只要宝宝吃这些食物,也能补充植物性蛋白和糖。

如果宝宝爱吃鱼、肉、鸡蛋等食物,那就会更好,因为这些食物中含有丰富的动物性蛋白,动物性蛋白要比植物性蛋白的质量更好,所以虽然宝宝不爱吃米饭,只要宝宝爱吃这些食物就不会造成宝宝营养不良,所以不吃米饭不是什么大问题。

家长可以给宝宝隔 1 周称一次体重,如果每天增长 5 ~ 10 克,宝宝就很正常。还有的家长认为宝宝吃米饭没有达到这个年龄段每次 1 碗半的饭量标准就很担心,这是不必要的,宝宝可以通过吃鸡蛋、鱼、肉等食物来补充营养,一样会很健康地成长。

 如何促进宝宝的味觉发育?

宝宝出生后第一个给予他味觉刺激的是母乳或代乳品,如果不及时给予其他的味觉刺激,将会引起宝宝偏食、拒食。所以,妈妈应当在宝宝 2 个月时适当地给他喂些果汁,3 个月左右可以用筷子蘸各种

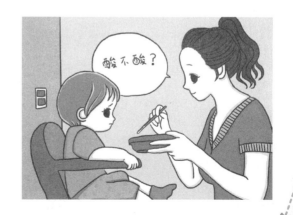

菜汤让他尝尝味道。

6个月以后，可以给宝宝尝点甜的、酸的、咸的食物，同时，可有目的地鼓励宝宝去品尝不同的味道，并在训练的过程中用一定的语言进行强化，比如，问宝宝："酸不酸？"

6个月~1岁是宝宝味觉发育的关键期，这段时间尽可能让宝宝尝试多种类的食物。如果在这个时期，宝宝有了对各种食物的品尝体验，他会拥有广泛的味觉，以后就乐于接受各种食物。

 宝宝不爱吃蔬菜怎么办？

培养宝宝爱吃蔬菜的习惯应从添加辅食时做起。添加蔬菜辅食时可先制作成菜泥喂宝宝，等他适应后，再将蔬菜切成细末，熬成菜粥，或添加到烂面条中给宝宝吃。等宝宝出牙后，就给宝宝吃炒碎菜，这样宝宝会很容易接受蔬菜。如果宝宝不爱吃蔬菜，家长可以从以下四个方面着手：

一要父母为宝宝做榜样，带头吃蔬菜，并表现出津津有味的样子。千万不要在宝宝面前议论自己不爱吃的菜之类的话题，以免对宝宝产生误导。

二要多向宝宝讲吃蔬菜的好处，有意识地通过讲故事的形式让宝宝理解。

三要注意改善蔬菜的烹调方法。给宝宝做的菜应该比为大人做的菜切得细一些，碎一些，便于宝宝咀嚼，同时注意色香味形的搭配，增进宝宝食欲。也可以把蔬菜做成馅，包在包子或饺子里给宝宝吃。

四要避免采取强硬手段，如果宝宝只对个别蔬菜不肯接受时，不必太勉强，可通过其他蔬菜来代替，也许过一段时间宝宝自己就会改变的。

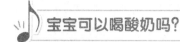

🎵 **宝宝可以喝酸奶吗?**

2 岁前的宝宝主要以配方奶为主,酸奶是在配方奶的基础进行补充的。每天的量在 150 毫升左右。

温馨提醒

> 科学区别含乳饮料和酸奶:含乳饮料的蛋白质成分比较低,所以千万别把含乳饮料当成酸奶给宝宝喝。妈妈在为宝宝选购酸奶时要注意看一下包装,一般来讲含乳饮料当中的蛋白质的含量大于 1%;而酸奶通常大于 3%。另外,酸奶的包装是小盒包装,并且需要冷藏。

酸奶不宜空腹喝:空腹时喝酸奶,乳酸菌很容易就会被胃酸杀死,其营养价值和保健作用就会大大降低。其次,酸奶也不宜加热饮用。因为酸奶一经蒸煮加热后,所含的大量活性乳酸菌会被杀死,酸奶特有的口味和口感都会消失。

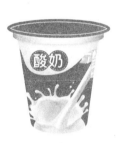

酸奶中的某些菌种及所含的酸性物质对牙齿有一定的危害,所以宝宝在喝完酸奶后,家长一定要督促其漱口,否则很容易导致龋齿。

🎵 **可以给宝宝吃蜂蜜吗?**

蜂蜜虽然有营养,但不适合 1 岁以下的宝宝食用。不合格的蜂蜜中会含有肉毒杆菌,小于 6 个月的宝宝更容易因此染病。给宝宝添加蜂蜜,可能影响宝宝将来的味觉功能。

满周岁的宝宝吃蜂蜜时,也应注意购买正规厂家生产的蜂蜜。在食用蜂蜜时,

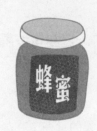

不能用开水冲服蜂蜜，开水的高温会破坏蜂蜜中的活性酶及维生素 C。此外，早餐时将蜂蜜抹在面包或者馒头上也是比较好的吃法，能完全保留蜂蜜的营养。

 长牙期的宝宝如何喂养?

到 6 ~ 8 个月时，宝宝已长出几颗牙齿。一旦开始长牙，宝宝便应该逐步增加辅食的稠度和品种，以适应营养和吃饭能力发展的需要。

有些家长认为，宝宝如果没有长牙是不能吃固体食物的，其实这是不对的。此时，应及时添加一些半固体和固体性质的辅食，因为含有较大颗粒的食物有助于宝宝发展咀嚼能力和牙齿的萌出。可遵循以下原则：

🍃 **宝宝 6 个月后可吃泥状和半固体食品**，例如，烂饭、面包等，并慢慢让宝宝学习和尝试新的口味。

🍃 **宝宝 8 个月时**，咀嚼动作进一步发展，可吃固体食品，它的能量和营养素含量要明显高于流质食物。这个阶段，宝宝在吃饭时，虽有些食物并未经过咀嚼而直接吞咽下去，也完全可以被消化掉。

🍃 **12 个月时**，宝宝可吃家庭的普通饮食，如包子、饺子、馄饨等，从而基本完成从完全靠吃奶转向吃成人食品的过渡时期，不仅充分锻炼了宝宝口腔肌肉功能，而且有效刺激其下颌骨的生长发育。

 宝宝对牛奶过敏怎么办?

过敏又叫变态反应，牛奶过敏主要是宝宝对牛奶中的蛋白质过敏，以胃肠道多见。宝宝一旦对牛奶过敏，应立刻停用原来的食品，症状就会缓解。等宝宝长到 5 ~ 6 个月后，肠黏膜发育基本完善，过敏也就自然消失了。出现牛奶过敏的宝宝，可停喂牛奶及其制品一段时间，采用代乳品，待宝宝肠黏膜发育完善后再行喂奶。

如果认为代乳品不如牛奶制品营养全面，可采用脱敏疗法，其方法是：发现宝宝有过敏症状，先停用原来食品两周，改用代乳品，比如，奶糕粉类、米粉类或羊奶等。两周后用鲜牛奶试喂宝宝 1 次，试用量在 10 毫升（约 2 汤匙）左右，如果略有变态反应，可间隔 3 天再喂鲜牛奶 15 毫升。依此类推，每隔 3 天增加 5 ~ 10 毫升。随着牛奶量的增加，如宝宝过敏症状不加重且逐渐减轻，就可在增加奶量的同时缩短喂奶的间隔时间，直到恢复正常喂奶。这种方法可让宝宝逐渐适应牛奶饮品，且不会造成营养失衡。

牛奶与羊奶的营养成分比较（均以 100 毫升为准）			
营养成分	含量	营养成分	含量
蛋白质	3.0 克	蛋白质	3.5 克
脂肪	3.6 克	脂肪	3.9 克
糖分	4.8 克	糖分	4.5 克
钙	110 毫克	钙	124 毫克
磷	85 毫克	磷	110 毫克
铁	0.1 毫克	铁	0.1 毫克
维生素 A	85 毫克	维生素 A	150 毫克

如何喂养缺铁性贫血的宝宝?

宝宝缺铁性贫血重在预防，在喂养上要注意以下几点:

人工喂养的小宝宝要及时添加辅食。 由于奶中含铁量较低，远不能满足宝宝生长发育的需要，而从母体中获取的铁到6个月时都已用尽，因此必须及时补充。

选择含铁丰富、铁吸收率高的食物给宝宝吃。 一般来说动物性食品铁吸收率高，大约为20%，植物性食物铁吸收率较低，约在10%以下。鸡蛋中的铁吸收率较低，父母不能满足于给宝宝喂鸡蛋。大豆中的铁吸收率高，可给宝宝适量服用。

积极治疗胃肠疾病: 对慢性腹泻要彻底治愈，以免铁不吸收。

小提醒

宝宝患贫血后，一方面要注意调理好他的饮食；另一方面应在医生指导下，服食铁剂，多吃含铁量高的食物，如动物肝、牛肉、猪瘦肉、动物血，防止宝宝感染其他疾病。一般经过治疗，血红蛋白可恢复到正常值。

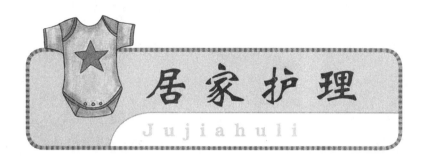

居家护理

Jujiahuli

🎵 宝宝的居室布置有何基本条件?

　　宝宝居室尽量选择朝南向阳、光线充足的房间。有条件的话,最好给新宝宝和新妈妈留有专用的房间,也可把房间的某一处合适位置列为宝宝和妈妈的专用活动区域,摆放宝宝床。

　　宝宝床的四周要留出足够的余地,以免大人做家务影响宝宝或者存在隐患。同时远离灯座和任何挂有悬垂线圈的物品,如窗帘、布幔,远离电扇、电热器等家用电器。四周铺上厚地毯,万一宝宝掉落,可以避免更大的伤害。小床一定要放在妈妈大床旁边,和妈妈床之间不要设置屏障,要便于母子经常性的目光交流对视,还要随时能够把宝宝抱起来。尤其是

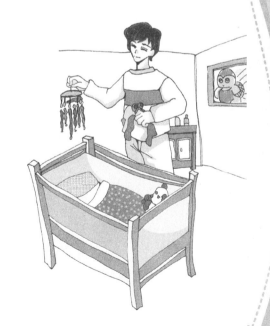

夜间，当宝宝发生溢乳或呛奶时能够立即处理，防止发生意想不到的危险。宝宝会四肢屈伸活动，一定不要让宝宝单独待着，尤其是觉醒状态时，注意避免宝宝的头或肢体卡在小床栏杆内。特别注意，宝宝床要避免阳光直射，强烈的太阳光会刺激宝宝的眼睛。

宝宝房间的温度以 18 ~ 22℃为宜，湿度应保持在 50% 左右。

冬季，可以借助空调、取暖器等设备来维持房间的温暖。为了保证房间空气的新鲜和湿度的适宜，一定要注意定时开窗通风换气。保持室内的湿度是父母常常疏忽的，可以在室内挂湿毛巾，使用加湿器等。夏季，新生儿的居室要凉爽通风，但要避免直吹"过堂风"。

宝宝床上要不要盖小毛毯?

许多父母给宝宝盖颜色鲜艳、花色漂亮的小毛毯。但观察其质地，大多数是腈纶制品，甚至有的就是化纤制品，纯毛的很少。无论是纯毛的还是腈纶的，给小宝宝盖都不适宜。小毛毯上的毛会不断脱落下来，可能吸入宝宝的咽部，刺激呼吸道黏膜，引起过敏反应；大的飞毛就会成为异物，吸到宝宝的气道中。给宝宝盖纯棉的小被子，这看起来比较落后，但对宝宝有好处。不要盖得太多，一定不要限制宝宝四肢的活动，只盖上被子就行了，不要包裹宝宝。包裹后会影响宝宝肢体运动，阻碍宝宝运动能力的发展。这个时期的宝宝可能出现不很严重的踢被子现象，这不要紧，可以把宝宝的小脚丫露在外面，就不会把被子踢下去了。脚上穿上一双厚一点的袜子就不会着凉了，踢被子也是锻炼腿力的一种方式。

♪ 怎样给宝宝做抚触?

（1）做抚触的房间室温要在25℃左右，注意通风换气，避免室内空气污染；室内照明要柔和，要防止噪声，避免影响宝宝的注意力；房间内最好能播放一些柔和的音乐，有助于母婴之间彼此放松。

（2）准备好毛巾、尿布、换洗衣物和婴儿润肤油等。婴儿润肤油可以润滑宝宝娇嫩的皮肤，避免皮肤之间的摩擦和刺激，所以最好选用品质好一些的婴儿润肤油。

（3）选择沐浴前后、午睡及晚上睡觉前或两次进食中间；宝宝不疲倦也不烦躁，不太饱也不太饿；宝宝清醒的时候。

（4）抚触者要把双手洗干净，不能佩戴任何饰物，并保持双手温暖。

（5）抚触正式开始。整个抚触过程需要15～20分钟。总共分为6步动作，头部、胸部、腹部、臂部、腿部、背部。

第1步：

取适量宝宝油，从前额中心处用双手拇指往外推压，划出一个微笑状。

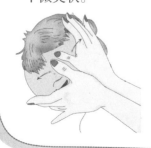

第2步：

双手放在两侧肋缘，右手向上滑向宝宝右肩（注意要避开宝宝乳头），然后回复原位，左手以同样方法到对侧进行。

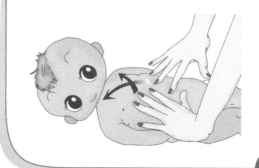

第3步：

按顺时针方向按摩脐部，在脐痂未脱落前不要按摩该区域。

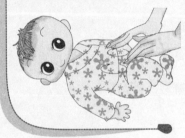

第4步：

将宝宝双手下垂，用一只手捏住其胳膊，从上臂至手腕部轻轻挤捏，用拇指从手掌心按摩至手指。

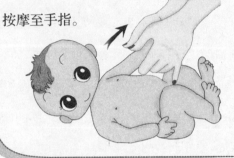

第5步：

按摩宝宝的大腿、膝部、小腿，从大腿至脚踝部轻轻挤捏，在确保脚踝不受伤害的前提下，用拇指从脚后跟按摩至脚趾。

第6步：

双手平放在宝宝背部，从颈部向下按摩。

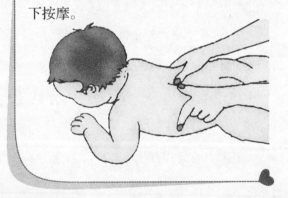

 满月的宝宝应穿什么样的衣服？

宝宝满月后，就可以穿一身婴儿服了，要纯棉、质地柔软、宽松、脚脖子、手腕部不是紧口的衣服，最好不要带纽扣。

带纽扣的衣服，穿脱麻烦，纽扣脱落还有异物吸入的危险。

衣领最好选择和尚服式的领子，不要太紧，宝宝脖子短，充分暴露脖子是很重要的，不但利于宝宝呼吸通畅，还可避免颈部湿疹和皮肤糜烂。

不要穿连脚裤。裤子开裆要大，如果过小，要剪开，前面要暴露到耻骨联合处，后面要把整个臀部暴露出来，两裤腿开口达膝盖上约 1 厘米，如果开口太小，会影响换尿布，也容易尿湿，更重要的是可能勒着宝宝的皮肤，造成皮肤损伤。

可以穿宽松的棉质小袜子，袜口不要过紧，一定不要勒着宝宝的脚脖子，如果过紧，会影响脚的血液循环，这是很危险的。穿袜子前，要翻过来仔细检查一下，看是否有线头，如果有线头要剪掉，以免线头缠在宝宝的脚趾上，引起脚趾坏死。不仅穿袜子时要注意这一点，穿所有的衣物都要注意这一点。

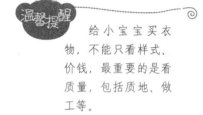

温馨提醒　给小宝宝买衣物，不能只看样式、价钱，最重要的是看质量，包括质地、做工等。

宝宝春季如何穿衣?

春季多风，乍暖还寒，昼夜温差大，宝宝抵抗力较差，家长们要注意以下几点：

如果不能决定给宝宝穿多少，可以这样做：你与宝宝穿差不多厚薄的衣服，静坐一会儿，倘若既不感觉冷，也不感觉热，说明宝宝穿的衣服厚薄正合适，宝宝可以比你多穿一层单衣，切不可差得很悬殊。穿多了自然就会出汗，出汗是导致宝宝感冒的诱因之一。

宝宝白天睡觉时也应该脱去外衣，盖上薄被，醒后马上把外衣穿上。如果穿着外衣睡，即使穿得不少，不盖上小被儿也容易睡冷，起来后会感觉更冷；如果穿着外衣睡觉，盖上被子，起来后不加衣服，宝宝也同样会感到冷。所以，无论是白天还是晚上，睡觉时都要脱衣盖被，醒后要穿上衣服，这样才能避免宝宝受凉感冒。

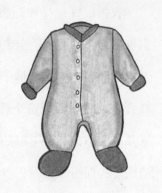

当宝宝玩得满身大汗时，千万不要脱衣服，应该把汗擦干，让宝宝安静下来，待汗水还没有完全下去时，就把外衣穿上，这样才不至于感冒。看到宝宝热或出汗马上就给宝宝脱衣服，这是错误的，"先捂后脱"比"先脱后捂"更容易使宝宝感冒。

宝宝夏季如何穿衣？

夏季，宝宝宜穿宽松、轻便、浅色的衣服，材质宜选择自然纤维的，比如，棉布衣服。如果衣服被汗弄湿，应及时更换。建议女宝宝穿宽松式的裙子或短裤，男宝宝则以背心短裤为主，也可穿短袖衬衫。

宝宝在气温变化的时候需要及时增减衣服，在有空调的房间活动，衣服

小提醒
夏季的衣服都是贴身穿的衣服，必须凉爽、透气、又能保护皮肤，因此，最好是用棉布、丝绸来制作，而化纤类的布料虽然好洗易干，色彩又鲜艳，但具有不透气的缺点，并且对宝宝的皮肤有一定的刺激性，尤其是对过敏体质的宝宝，更容易引起过敏。

不要穿得过少，但到了炎热的室外则要视宝宝的出汗情况而脱减衣服。

遇上高温天气，宝宝也不应完全裸露，可穿一件肚兜。宝宝尽量在室内有空调的房间玩耍，早晨和傍晚可到室外玩耍。宝宝在户外活动的时候，最好是在树荫下，散射的阳光对宝宝是有好处的。

宝宝秋季如何穿衣?

宝宝"秋冻"是有一定科学道理的，秋天适度经受些寒冷，能够提高皮肤和鼻黏膜的耐寒力，对安度冬季有益。要遵守背暖、肚暖、足暖、头凉、心胸凉的原则。

背暖。保持背部的"适当温暖"可以预防疾病，减少感冒的发生。但不可"过暖"，否则背部出汗多，易因背湿凉而患病。

肚暖。肚子是脾胃之所，保持肚暖即是保护脾胃。宝宝常脾胃不足，当冷空气直接刺激腹部，宝宝就会肚子痛，从而损伤脾胃功能，使脾胃不能正常、稳定地工作。

足暖。脚部是阴阳经穴交会之处，皮肤神经末梢丰富，是对外界最为敏感的地方。宝宝的手脚保持温暖，才能保证身体适应外界气候变化。

头凉。从生理学的角度来讲，幼儿经由体表散发的热量，有1/3是由头部发散。头热容易导致心烦头晕而神昏，如果宝宝保持头凉、足暖，则必定神清气爽，气血循环顺畅。

心胸凉。宝宝穿着过于厚重臃肿，会压迫到胸部，影响正常的呼吸与心脏功能。

宝宝冬季如何穿衣?

冬天,宝宝的内衣一定要选择纯棉织品。柔软的贴身内衣不仅可以吸汗,还能防止体热散发,起到较好的保暖作用。宝宝睡觉时,最好给他穿上睡衣,这样即使宝宝踢掉了被子,肚子也不会受凉。

冬天外出时,给宝宝罩上一件宽松、能挡风、保暖的外衣,如羽绒服等,使宝宝活动灵活方便。外衣的面料要柔软,材料要保温性能好,主要看填充物的成分比例。保暖性能最好的是羽绒、羽毛,其次是棉,化学纤维材料虽轻但保暖性能最差。

外出时要罩上有帽子的外套或披风,否则需戴上帽子,以维持体温的恒定。帽子的厚度可随气温的降低而加厚。6个月内的和体弱多病的宝宝外出时,可以戴上口罩,避免感染细菌。健康的宝宝应尽量少戴口罩外出。外出时,可用围巾保护宝宝的脖颈,但最好不要护口。厚厚的围巾长时间堵住宝宝的口鼻,影响了宝宝正常的换气,宝宝还容易将围巾中的灰尘、病菌及纤维吸入气管和肺部,易引发哮喘等过敏性疾病。

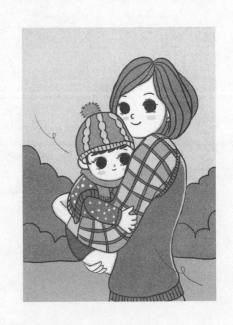

袜子潮湿会使宝宝脚底发凉,起不到保暖作用,所以,妈妈每天都应给宝宝更换干净、干爽的袜子。最好给宝宝选纯棉和纯羊毛质地的袜子,对脚部皮肤有养护和保暖的作用。

如何培养宝宝良好的睡眠习惯?

了解宝宝睡眠规律。不要过多打搅宝宝，宝宝睡眠周期比成人短，浅睡眠时间比较多，时有微笑、皱眉、伸展四肢、哼哼声等，此时，不要打扰宝宝。当宝宝在睡眠周期之间醒来时，也不要立刻抱起，哄、拍或玩耍（这样很容易形成每夜必醒的习惯）。只要不是喂奶时间，可轻拍宝宝或轻唱催眠曲，不要开灯，让夜醒的宝宝尽快入睡，不要过分打扰。3 ~ 4 个月以后，夜间就可不再喂奶了。切不可宝宝一醒就喂奶，以免养成宝宝夜醒多次和含奶睡觉的习惯。

建立一套睡前模式。一般在 3 个月之前形成，洗个热水澡，换上睡觉的衣物；喝奶后不要马上入睡，应过半小时左右，此期间可拍嗝；与宝宝说说话，念 1 ~ 2 首儿歌，把一次尿，然后播放催眠曲；关灯，此后不要再打扰宝宝。每天按时做很重要，可养成宝宝固定时间睡眠的习惯。

良好的睡眠环境。温暖而舒适的空间，衣被要舒适，室内光线要暗，适当保持安静。

白天哭时，抱起喂奶。让宝宝白天醒得多，夜间不打扰睡眠，并形成昼夜规律。但不可做得过分（如白天不让宝宝睡觉）。一个太疲倦或白天过于兴奋的宝宝，晚上会更加睡不好。

 宝宝睡眠日夜颠倒怎么办?

要纠正宝宝昼夜颠倒的睡眠，可以试着限制其白天的睡眠时间，以一次不超过 3 小时为好。弄醒宝宝的办法多种多样:打开衣被换尿布、触摸皮肤、挠脚心、抱起说话等。白天有规律地外出玩耍,使宝宝适度疲劳;白天睡眠时室内光线不要太暗,可适当有响动。夜间则提供较暗和安静的睡眠环境,帮助宝宝区别日夜;夜间喂奶最好不开亮灯,说话用耳语状态。白天增加活动时间,减少睡眠时间,但不可过分,不要让宝宝过于疲劳。如果一时间难以纠正,也不要太着急,忍耐几周就会好的。

宝宝为什么睡眠不安?

看宝宝睡眠不安是发生在白天还是晚上。部分新生儿白天睡觉很好,可是一到了夜晚就开始哭闹不休。若是这样,可让宝宝白天少睡一些,使其疲劳,晚上睡眠自然会好一些。

注意一下室内温度是否过高,是否给宝宝包裹得太多,宝宝因太热就可导致睡不安稳。这时宝宝鼻尖上可能有汗珠,摸摸身上也会潮湿,需要降低室温,减少或松开包被,宝宝感到舒适了自然就能入睡。如果摸一下宝宝的小脚发凉,则表示宝宝是由于保暖不好而睡不安,可加盖棉被或用温水袋在包被外保温。大小便使尿布湿了,宝宝不舒服也睡不踏实,应及时更换尿布。母乳不足,宝宝没吃饱则会影响睡眠,就要勤喂几次,以促进乳汁分泌,让宝宝吃饱。

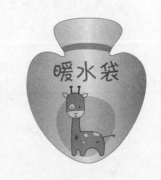

若上述情况都不存在,而妈妈在孕期有维生素 D 和钙剂摄入量不足的情况,新生儿有可能是低钙血症,该病的早期表现为睡觉不踏实,要在医生的

指导下给宝宝补充维生素 D 和钙剂。

如果除睡眠不安还伴有发烧，不吃奶等其他症状时，应去医院请医生检查治疗。

怎样清洗宝宝的脸和手？

宝宝新陈代谢旺盛，容易出汗，手喜欢到处乱抓，又喜欢把手放到嘴里，因此需经常给宝宝洗手脸。给宝宝洗手脸时，动作要轻柔，因为宝宝皮肤细嫩，皮下血管丰富，容易受损伤并发炎。

宝宝要有专用的洗手、脸的布及盆，并要定期用开水烫一下，洗脸巾可放到太阳下晒干，洗脸的水温不要太热，和体温相近就行。洗脸时，动作要轻柔、迅速。注意不要把水弄到宝宝眼、耳、鼻、口中，洗完后要用洗脸巾轻轻蘸去宝宝脸上的水，不能用力擦。

一般 1～3 个月宝宝洗脸不需用肥皂，洗手时可适当抹一些宝宝皂。另外，小宝宝喜欢握紧拳头，因此，洗手时要先轻轻扒开，手心、手背都要洗，洗干净后再用毛巾擦干。一般洗的顺序是先洗脸，再洗手。给小宝宝洗脸时，大人可用左臂把宝宝抱在怀里，或直接让宝宝平卧在床上，也可让他坐在大人的腿上，但头要靠在

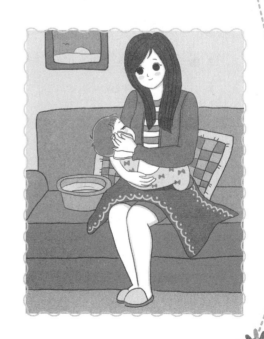

大人的左臂上，右手用洗脸布蘸水轻轻擦洗，也可两人协助，一个人抱住小宝宝，另一个人给宝宝洗脸和洗手。

远离误区：用乳汁给宝宝涂脸

母乳含有丰富的营养，是宝宝的最佳食品。但是有些年轻妈妈奶水多，在哺乳之余将乳汁涂抹在宝宝的脸上，还误认为这样做可使宝宝的皮肤嫩白细腻。岂不知这样做的结果会适得其反。

母乳营养丰富，是细菌生长繁殖的良好培养基，加之新生儿面部皮肤特别娇弱，血管极其丰富，若涂上乳汁，细菌容易在脸上繁殖，会乘虚侵入毛孔。开始时会使宝宝面部皮肤产生红晕，不久变成小疱继而化脓。如果不及时治疗，会溃烂以致形成疤痕，破坏宝宝的容貌。如果是夏天，乳汁还会腐败变臭，很不卫生。

你读懂宝宝的大便了吗？

母乳喂养儿的大便。 未加辅食的母乳喂养儿，粪便呈黄色或金黄色，稠度均匀如膏状，或有乳白色奶瓣，偶尔稀薄而微呈绿色，呈酸性反应，有酸味但不臭，每天排便2～4次。如果平时每天仅有1～2次大便，突然增至5～6次大便，则应考虑是否患病。如果平时大便次数较多，但宝宝一般情况良好，体重不减轻而照常增加，不能认为有病。宝宝在加辅食后大便次数可以减少。1周岁以上的宝宝大便次数一般每天一次。

人工喂养儿的大便。 以牛乳喂养的宝宝，大便色淡黄，质较硬，呈中性或碱性反应。由于牛奶中的蛋白质多，有明显的蛋白分解后的臭味。大便每天1～2次，如果增加奶中的糖量或淀粉，则排便次数增加，便质柔软。

混合喂养儿的大便。 无论母乳或牛乳喂养，若同时加淀粉类食物，则大便量增多，硬度比单纯牛奶喂养稍减，呈暗褐色，臭味增加。若将蔬菜、水果等辅食加多，则大便与成人近似。初加菜泥时，大便中常排出少量的绿色菜泥，有的父母往往以为是消化不良，停止添加菜泥。实际上这种现象是宝宝更换食物时常有的事。如果没有腹泻，不必停止加辅食，数日后胃肠习惯了，这种情况也就随之消失。

宝宝一吃就拉怎么办？

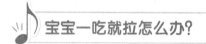

母乳喂养的宝宝大便次数就是多，有的宝宝可以达到 7 ~ 8 次，如果宝宝的精神很好，食欲也很好，就应该不会有问题。宝宝一吃就拉，医学上的术语叫胃结肠反射，吃东西的时候，由于食物对胃肠道的刺激，神经反射引起结肠、直肠的运动增强，造成排便，宝宝的胃结肠反射非常敏感，会造成宝宝一吃就拉，这种现象随着宝宝逐步的成长会慢慢地消失。

宝宝大便稀是何原因？

纯母乳喂养的宝宝，大便呈黄色或金黄色，稠度均匀如膏状或糊状，偶尔稀薄而微呈绿色，有酸味但不臭，每天排便 2 ~ 4 次。妈妈的饮食对乳汁也会有一些影响，如果平时的饮食中吃的油分偏多，宝宝吃了母乳后也会出现大便稀的情况。所以，建议妈妈吃一点山药、莲子、玉米、山楂这些食物，宝宝的大便就会有所好转。

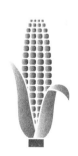

怎样培养宝宝定时大小便?

宝宝出生头几个月的排尿纯属反射性
的，5~6个月条件反射逐渐形成，1岁可意
识到尿意，3岁左右能控制排尿，这也说明
控制大、小便是神经系统发育成熟的表现。

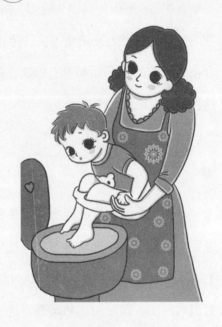

宝宝排尿是有规律性的，年龄越小排
尿次数越多，2~3个月宝宝一般在吃奶、喝
水后10~20分钟就有尿，因此，可在此时
给宝宝把尿，口吹嘘嘘声，使宝宝排尿与
声音相联系记忆，因而形成条件反射。一
般在睡前、醒后、喂奶前后排尿。排大便习惯与排尿相似，看见宝宝不动，眼呆
滞，脸红，屏气就得快给他把大便，伴哼哼声，以后就能建立条件反射，一般
在晨起或睡前练习。

如何给宝宝选尿布?

纯棉尿布透气性好，经济、耐用，能保障宝宝肌肤干爽，避免尿布疹，
而且棉尿布价格也比较低,可以重复使用。当然，纯棉尿布也有它的不足之处，
纯棉尿布尿湿一次就必须更换，所以要准备很多。洗涤尿布也是一件麻烦事，
洗后还要经过开水烫、日光暴晒消毒、等待晾干等过程，所以年轻家长会感
到使用起来太麻烦。如果家中有人帮忙带宝宝，可以选择棉尿布为主要的方式。

宝宝在夜间和外出时可以使用纸尿布。目前市面上的纸尿布品牌很多，家长可以购买一小包比较有信心的品牌回家试用。

试用时，除依照上述内容加以判断纸尿布的好坏外，还应观察使用后的纸尿布会不会因为吸收了尿液而变成硬块，或是有粉状的物质会沾留在小屁屁上，这多少都会使宝宝感到不舒服。

好的纸尿布必须有布质尿布的优点，并克服它的缺点，由于宝宝的活动力强，尿布又是最贴近地包裹着整个小屁屁，所以质地必须细致柔软，才不会使小屁屁因为摩擦而受伤。

透气性良好，能将尿尿和便便的湿气与热气散发出来，使小屁屁不会觉得闷热潮湿、不舒服。

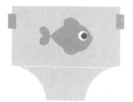

最重要的是，能有最佳的吸收力来保持小屁屁的干爽，并且能将尿尿和便便区隔开，以避免它们在一起产生化学变化，而使尿布疹有机可乘。

♩ 如何自制布尿布？

自制尿布最重要的是要注意选择适合的材料。一般老人建议使用旧床单、旧衣裳给宝宝做尿布，因为旧布柔软又能吸水，最合适做尿布。但是，由于旧布经多次反复搓洗，布上的绒毛变成了一层毛刺，这些毛刺在旧布干燥状态时很坚硬，容易使宝宝的肛门黏膜受到损伤，引起肛周脓肿。所以，使用尿布之前一定要使之柔软，可以采用用力揉搓的办法。如果条件允许的话，最好不要使用旧床单等来做尿布。

半旧的浅色棉质内衣洗得很软，吸水性也好，是自制尿布材料的一个不错选择。建议去市场买薄、细的棉纱布，因为细棉纱吸湿性好而且柔软。自己回家剪成几十块，每块大小为40厘米×20厘米。这些剪下来的棉布既可以作宝宝的尿布，又可以作宝宝洗屁屁的洗澡布。洗涤起来方便，晾晒很容易干。也可用2～3层棉布做好一块尿布，这样既不会因为过薄而影响吸水，也不会因为过厚而影响活动。

 怎样给宝宝穿衣服？

（1）将胸前开口的衣服打开，平放在床上。

（2）让宝宝平躺在衣服上，成人的一只手将宝宝的手送入衣袖，另一只手从袖口伸进衣袖，慢慢将宝宝的手拉出衣袖。同时成人的另一只手将衣袖向上拉。之后，用同样的方法穿对侧衣袖。

（3）把穿上的衣服拉平，系上系带或扣上纽扣。用同样方法穿外衣。

（4）穿裤子比较容易，大人的手从裤管中伸入，拉住宝宝的小脚，将裤子向上提，即可将裤子穿上。气温不是很低时，可不穿裤子，直接穿上尿布。

（5）穿连身衣时，先将连身衣纽扣解开，平放在床上面。先穿裤腿，再用穿上衣的方法将手穿入袖子中，然后扣上所有的纽扣即可。连身衣穿脱方便，穿着舒服，保暖性能也很好。

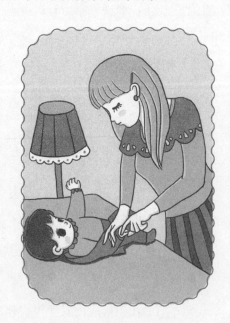

（6）给宝宝穿套头衫和衬衫的时候要记住，他的头是椭圆形的而不是圆形的。如果领口小，要把套头衫的下摆提起，挽成环状，先套到宝宝的后脑勺上，然后再向前往下拉。在经过宝宝的前额和鼻子的时候，要用手把衣服抻平托起来。宝宝的头套进去以后，再把他的胳膊伸进去。

怎样给宝宝脱衣服？

多数宝宝不喜欢脱衣服，一是因为脱下暖和的外套后就得接触冷空气；二是在脱衣服的时候，胳膊和腿很容易被挤压。因此，在脱衣服的时候，应该尽量减少脱衣给宝宝带来的不舒适。

可以让宝宝仰卧在暖和的台面上，而且脱衣服的动作要轻柔、迅速。给宝宝脱衣服时，应先用拇指把衣服撑开，把手伸进衣服内撑着衣服，这样宝宝的脖子才能穿过，记住，一定要把衣服撑起来，不能盖在宝宝的脸上，并且要用手护住宝宝的头，不能让衣服遮了宝宝的前额和鼻子。

为宝宝理发应注意什么？

 准备工具： 大小围巾各 1 条，痱子粉，儿童专用理发用品。

 操作步骤：

隔离碎发： 冬天，宝宝一般都穿毛衣，这是个大问题。因为碎头发屑往往会沾在毛衣上，让宝宝不舒服，而且很难清洗干净。所以要先在领子里垫块小毛巾，并翻出来，用夹子夹住。同时给宝宝一个喜欢的玩具，让他握在手里，给他一个安全感。接下来，披上大毛巾或不沾头发的大布料，用夹子夹住。可能有的宝宝不习惯手被围在里面，可以适当把宝宝的手拿出来。

扑痱子粉：爸爸坐在椅子上，然后抱着宝宝，先让宝宝俯卧在爸爸的腿上，宝宝可以看到地上。把痱子粉先扑在脖子上和脑门上，注意不要弄进眼睛里。

剃发：给宝宝剃脑后的头发，并把剃下的头发弄在地上，让宝宝可以看见。这可以分散他的注意力，消除紧张感。然后让宝宝仰卧，剃前面的头发，这时他应该已经能够适应剃头了，如果还不能适应这种姿势，也可以让宝宝坐在爸爸身上。整个理发的时间不要太长，最后用粉扑把碎头发扫净，小心不要沾到毛衣上。

清理：给宝宝戴上游泳帽，赶快到卫生间洗澡，由于戴了游泳帽，所以脱衣服的时候就不会有头发沾在衣服上，处理起来比较方便。然后就给宝宝洗澡啦，记得先舀出一盆水来，单独洗一下头发，以免碎头发掉到澡盆里，藏在宝宝皮肤的褶皱里，使他不舒服。

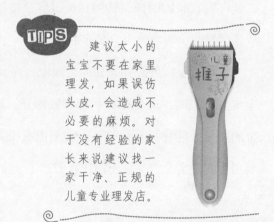

TIPS 建议太小的宝宝不要在家里理发，如果误伤头皮，会造成不必要的麻烦。对于没有经验的家长来说建议找一家干净、正规的儿童专业理发店。

 ## 可以给宝宝剪睫毛吗？

一些时尚的妈妈爱给宝宝剪睫毛，其实睫毛的长短、粗细、漂亮与否，主要与遗传等因素和营养状况有关，用剪睫毛的方法是没有作用的。

人的睫毛有其特殊的作用。上下睑睫毛在眼睛前方形成一个保护屏障，起到遮挡灰尘和过强光线的作用。人为剪掉睫毛后，在新睫毛长出以前，眼睛易受到伤害，如灰沙较大的天气人们要眯起眼睛，睫毛便可挡住灰沙而人又能清楚地看到一切。剪掉睫毛后，刚长出的粗、短、硬的新睫毛，容易刺激眼球、结膜和角膜，会产生怕光、流泪、眼睑痉挛等异常症状，严重者会继发眼部感染。

另外，在剪睫毛的过程中，如果宝宝的眼睑眨动或者头部摆动，都可能造成外伤，这都会给宝宝造成不应有的痛苦。而且，睫毛其实和头发差不多，也要隔段时间脱落再更新的。睫毛的寿命只有几个月而已。剪睫毛只会让横断面显得更加毛糙而已。这种操作没有科学依据，而且危险，还是顺其自然的好。

怎样给宝宝修剪指甲？

小宝宝的指甲非常薄，很尖锐，而且生长速度十分惊人。需要每周为他修剪 2 次指甲。这个工作十分重要，因为新生儿会用指甲抓自己的脸。

用宝宝指甲刀或宝宝指甲剪为宝宝修剪指甲。当宝宝睡着了的时候更容易做这项工作。当你修剪指甲的时候，为了避免剪到宝宝指尖上的皮肤，应该紧紧地抓住宝宝的手指。如果不小心剪到了肉，出了血，不要惊慌失措，只要紧紧地按住一会儿就可以了。

脚指甲长得相对要慢一些，通常都是非常软的；不必将它们修剪得同手指甲一样短，一个月修剪 1 ~ 2 次就可以了。虽然看上去脚指甲在向肉里长，宝宝很少有因为脚指甲向里生

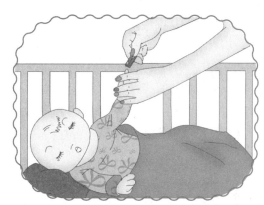

长而感觉到疼的，但是如果脚指甲周围的皮肤发红、发炎或变硬，就应该去医院就诊。

 宝宝对枕头有哪些要求?

枕头三要素。合理造型，合适高度，良好填充。枕头长度应与其肩膀相等或稍宽点，宽度比头长一点；高度5厘米或4厘米，枕套最好用棉布制作，以保证柔软、透气。质地太硬的枕头易使宝宝颅骨变形，不利颅骨发育；太软，宝宝头的重量下压，半边头皮紧贴枕头，会使血流不畅。枕芯质地应柔软、轻便、透气、吸湿性好、软硬合适，不要用涤纶、泡沫塑料等原料做枕芯，因为这些材料会引起宝宝头皮过敏。

枕头开始使用时间。一般是3个月，标准是看宝宝侧睡是否头肩部在一个水平线。宝宝的新陈代谢旺盛，头部出汗较多，睡觉时容易浸湿枕头，汗液和头皮屑混合，易使一些病原微生物及螨虫、尘埃等过敏源黏附在枕面上，不仅散发臭味，还容易诱发支气管哮喘症或导致皮肤感染性疾病。因此，宝宝的枕套、枕芯要经常洗涤和晾晒。随着季节、气候变化，枕芯也应更换。夏季可用绿豆壳、蚕丝和晒干的茶叶做枕芯，有消暑降温之效。冬季最好选用温暖柔软

如何选购

市面上的枕头种类繁多，家长该怎么挑呢? 挑选产品时千万不可贪便宜，最好选择专业，且具有信誉、标志完整的厂家，品质才有保障。此外，仔细比对表布及里布的材质，感受产品的密度及重量，并检视外观是否完整，有无破损，这些都是必做的审查项目，千万不可马虎! 此外，选购时也不应贪便宜，一般市面上标榜的科技产品多属化学发泡物，可能散发有毒物质，选购时宜当心，嗅一嗅、闻一闻都是不可少的。

的木棉、灯芯草、蒲绒、荞麦皮做枕芯。

枕头使用注意事项。每隔 2 ~ 3 个小时，要给宝宝更换一次睡眠姿势。

为什么要给宝宝穿袜子?

对于不会走路的宝宝来说，体温调节功能尚未发育成熟，产生热量的能力较小，而散热能力较大，加上体表面积相对较大，更容易散热。当环境温度略低时，小宝宝的末梢循环就不好，摸摸小脚凉凉的，如果给宝宝穿上袜子，就可以起一定的保暖作用，避免着凉，宝宝也觉得舒服。

另外，常看见妈妈们给宝宝光脚丫穿上皮凉鞋或人造革凉鞋，这是非常错误的。因为袜子比鞋子更重要，宝宝可以只穿袜子不穿鞋，却万万不可反过来。除了小脚丫要保温外，有些童鞋因材质和工艺会受有害化学物质污染，直接接触宝宝幼嫩的皮肤和排毒功能尚不完善的机体，不穿袜子使宝宝的脚失去了一层有效保护，尤其是穿露趾凉鞋时很容易造成脚伤。同时，不穿袜子也会使宝宝柔嫩的脚部肌肤变得干燥粗糙，甚至形成脚垫。

随着小宝宝月龄的增长，他的能力也长了不少，特别是下肢活动增加很多。当他高兴的时候，会手舞足蹈，不高兴哭闹的时候，也常是乱动乱蹬，除了睡觉时间，他总是不停地活动，这样损伤皮肤、脚趾的机会也就增多了，有的小宝宝甚至磨破了足跟部位的皮肤，穿上袜子则可以减少这些损伤的发生。

随着小宝宝皮肤接触外界环境的机会日益增多，一些脏东西，如尘土等有害物质，就可通过小宝宝娇嫩的皮肤侵袭身体，增加感染的机会。有的家庭地上铺的是塑料拼板，如果宝宝光着小脚，拼板上的甲醛及铅等有害物质会沾在宝宝的

脚上，随之附着在小手上再进入到宝宝的嘴里。

由此可见，即使天气炎热，小宝宝穿袜子对身体健康也是非常有益的。

 给宝宝洗澡有哪些注意事项？

准备一件厚实的浴衣、2～3条柔软的大浴巾，婴儿油。

为了更好地保护宝宝五官周围幼嫩的皮肤，妈妈可以在小棉棒上蘸少许婴儿油，轻轻地探入宝宝的耳朵或鼻孔，剔除污垢。给宝宝清洗生殖器时，也要用棉棒蘸婴儿油轻轻擦拭。

如果宝宝皮肤上有不易清洗的油垢，妈妈千万不要用强效沐浴用品用力擦洗，还是要用婴儿油来去垢——婴儿油有很好的溶卸油污的功能，既方便又不伤害宝宝。

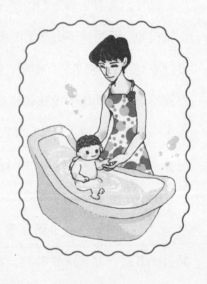

清洗方法。给宝宝洗胸、腹部时，要用手指画顺时针小圆圈；洗背部时，可以用右手的食指、中指夹住宝宝的左肩，再用左手把宝宝的脸捧起来换个方向；然后右手保持原来的位置，作支撑手，左手快速地洗干净宝宝的背部。

入浴时间与饮食。宝宝洗澡的时间不宜过长。洗澡，是很消耗宝宝体力的，洗澡后的宝宝，很容易疲倦。所以，即使宝宝很喜欢玩水，妈妈也不要让他的入浴时间超过10分钟。

给宝宝洗澡前后，都不要给他喂奶，以免宝宝不消化。宝宝洗澡结束 5~10 分钟后，妈妈最好给宝宝喝一次水，50 毫升左右就可以了。对宝宝来说，洗澡是一项"大运动"，得及时补充水分。等 20 分钟后再喂奶，以免影响消化功能。

如何选择宝宝的洗发水？

新生儿只要用清水洗头发就可以了，如果宝宝头发很油腻，可适当用洗发水。宝宝的头皮很薄，很嫩，很容易吸收一些涂沫在肌肤上的渗入性的物质，宝宝头大身子小，头部皮肤占全身体皮肤面积的比例大，相对来说，渗入性的物质吸收得多，所以，对宝宝洗发水中的成分，比如，酸碱度、刺激性物质、光彩、喷鼻精、泡沫等方面，都有严格的要求，要针对宝宝头皮的特点，尽量减少化学物质的吸收。普通洗发水如果没有合格标识，不可以给宝宝使用。一般来说，尽量选用品牌产品，但无论用什么洗发水，洗完都必须冲洗干净，不要有一点残留。

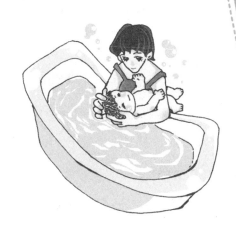

宝宝起得过早怎么办？

隔绝噪声。如果宝宝房间面对的是人来人往的大街，睡前一定要关紧窗户，以免早晨的噪声惊醒宝宝。

🍃 **避免晨光直射进来**。如果宝宝对光线特别敏感，天一亮就会醒来，就该把宝宝的卧室弄得暗一些。也可以给宝宝的小床上放上些安全的玩具，让早起的宝宝一睁眼就看到玩具，这样就不会哭闹了。

🍃 **延迟早餐**。如果宝宝已经习惯了每天早上五六点吃奶或吃辅食，肯定一到这个时间就会醒来。这时，你就应该调整宝宝的喂奶和吃辅食的时间，也就是将早餐时间尽量延迟。因为宝宝对调整的时间要有一个适应过程，所以调整时要慢慢地来，过一段时间之后，宝宝就可能醒得晚一些了。

🍃 **控制白天睡觉时间**。宝宝如果白天睡得太多，晚上自然就睡得少。有些爱早起的宝宝，在醒来 1 ~ 2 小时后往往要睡个"回笼觉"，这时可以尝试推延宝宝再度入睡的时间。这个办法也同样要慢慢来，从每天延长 10 分钟一直可延长到 1 个小时。

🍃 **晚上晚点睡**。这个办法的道理基本上和控制白天睡觉时间一样。采用这个办法时，可以从每天让宝宝推迟 10 分钟睡觉，一直到把宝宝睡觉时间延迟近 1 小时，只要睡得晚了，早上起得必然要晚，时间一长宝宝早起的毛病就可以克服。

🎵 宝宝的内衣有什么要求?

🍃 **一摸**。布料是否柔软，尤其是腋下、手腕等处；袖口、裤腰的松紧是否舒适。由于儿童针织内衣多为纯棉，因此，在选购时必须注意选择缩水率低，款式较宽松的内衣，但尺码不必太大，否则会影响宝宝的肢体活动。

🌿 **二看**。特别白，甚至白得发蓝的内衣，往往含有荧光剂（一种有漂白作用的化学物质），虽然看起来衣服比较洁白，比较挺，不易起皱，但对宝宝的皮肤有害，因此，不能盲目以为"白"就好。注意内衣的颈部、腋下、档部缝制是否平整。包装应选择使用说明齐全，标注明确的商品，这种产品质量相对有保证。

🌿 **三闻**。如果闻起来有一种不舒服的味道，就很可能残留甲醛或其他化学添加剂。

🌿 **四想**。宝宝内衣虽小，种类却不少，长的、短的、袍状的、蛙形的、日常穿的、睡觉穿的等，选择时要考虑到每一种的不同功效。比如，晚上睡觉最好穿连档内衣，这样可以保护肚脐不会受凉；由于小宝宝的头较大，适宜选择肩开口、V 领或开衫，这样容易穿脱。.

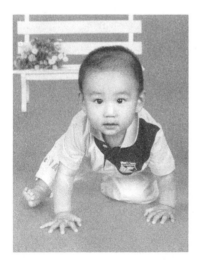

🎵 **宝宝的裤子有什么要求?**

宝宝的动作发育渐渐成熟，不仅能坐、会爬，而且可以扶栏站立，这时候宝宝的裤子是否合适，对宝宝的活动和运动机能的发展都相当重要。给宝宝选择裤子时，尽量选择宽松的背带裤或连衣裤，那种束腰的松紧带裤最好不要给宝宝穿。

背带裤的款式应简单，臀部裤片裁剪要简单、宽松，背带不可太细，以 3 ~ 4 厘米为宜。裤腰不宜过长，而且裤腰上的松紧带要与腰围相适合，不能过紧。如果出现束胸、束腹现象时，将会影响宝宝的肺活量及胸廓和肺脏的生长发育。

 宝宝的鞋子有什么要求？

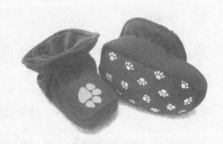

🍃 **0~6个月的蘑菇鞋**。蘑菇鞋的底非常软，鞋面是纯棉的，就像袜子一样。但袜子会将宝宝的脚包得很紧，而蘑菇鞋就不会。蘑菇鞋头宽松肥大适合发育中的小脚，棉布面软鞋底，鞋口稍高，可保护脚踝。在保护宝宝脚的同时，还给宝宝的小脚丫留有足够的成长空间。穿着时，轻轻把宝宝的脚穿入，检查宝宝脚的各部分均完全到位就可以了。一个宝宝最好有两双蘑菇鞋，让宝宝轮流穿着，有利于宝宝脚部健康生长。

🍃 **6~10个月的软底鞋**。宝宝6个月以后，会很喜欢由爸妈扶着上下跳跃。在他们学会走路之前，他已经会爬、会站了。由于地上比床上硬多了，为了保护宝宝的脚丫，可以买一些软底鞋给他穿。鞋底不需要太厚，有防滑颗粒的比较好。如果这时给宝宝穿硬底的鞋子，体重大的宝宝会把全部的重量都压在脚上，很容易使脚变成平足。鞋子一定要透气，宝宝的脚最爱出汗，天冷，脚出汗会凉冰冰的，天热就不用说了，捂臭是小事，还可能染上脚气。

🍃 **蹒跚学步时的专用鞋**。宝宝到了学爬学走阶段，就一定需要一双好鞋，保护他的脚在学步时不受粗糙地面及其他尖锐物品等潜在危险的伤害。另外，宝宝在学走路时，眼睛只会向前看，而不往下看，小脚什么东西都可能踩上哦。此时宝宝的脚被大量的脂肪包裹着，正在迅速发育，足弓不明显，五趾散开呈扇形，正是脚最容易受到伤害的阶段。因为宝宝的脚大部分还是没有完全钙化的软骨，即使穿着不合适的鞋，也没有特别痛苦的感觉，加上宝宝不能表达自己的感觉，所以要靠爸妈为宝宝选一双好鞋。鞋子的底部要平坦、均匀，宝宝柔嫩的小脚学步时才能走得更稳定。

🍃 **刚会走时的鞋子。**刚学走路的宝宝鞋底不要太硬，适当软一些，把鞋底弯曲，鞋尖能接触到鞋跟就很好，也就是我们通常说的对折鞋底。对于

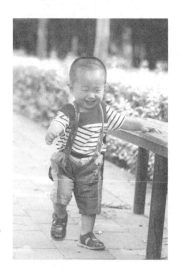

已经掌握走路技巧的宝宝来说，鞋底要稍微有些硬度，可以帮助宝宝端正走路姿势。另外，两岁前的宝宝最好穿高帮的。高帮鞋并不是妈妈想象中为了保暖而设计的冬季鞋子，它的主要功能是可以保护脚踝。给宝宝选鞋子，透气才是最重要的，也就是说，一定要选择舒适的透气材料，比如，羊皮、牛皮、帆布、绒布。最好不要穿人造革或塑料制成的宝宝鞋子。

🎵 宝宝的帽子有什么要求？

帽子具有保暖、防暑、防尘、保护头脑的功用，为宝宝选购帽子，以柔软、轻便、保暖性好的材料制作而成为宜，不宜太紧，应宽松，不宜过厚过重，否则会阻碍头皮的血液循环，影响头颅的发育。不能乱戴别人的帽子，如头癣、虱病等皮肤传染病可以通过帽子传染，有的宝宝皮脂分泌旺盛，头皮油脂分泌特别多，可使头发多油发亮，宜戴透气、轻便的帽子，并且要经常洗涮，以保持帽子清洁。

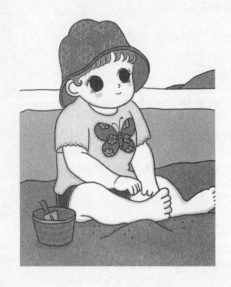

有皮肤过敏者不选用化纤制品。帽子要注意洗刷和保养、保存好，以备再用。

宝宝头颅在不断增大，因此要选择稍宽大的帽子。尺码参考：宝宝帽为42～48厘米，童帽50～55厘米。要根据不同季节，选择不同色泽和式样的帽子。深颜色能吸收光线，增加保暖性；浅色能反射光线，增加凉爽感。在冬季应选择保暖性好、能盖住耳朵的深色羊毛童帽，夏季应选择透风凉爽的浅色凉帽。上学的儿童宜戴黄色帽子，黄色对视觉有较强的刺激，可避免车祸的发生。

宝宝为什么不宜睡软床？

有的家长为了让宝宝睡得好、睡得舒服，往往会挑选类似沙发或弹簧软床那样松软的床给宝宝，他们认为宝宝睡软床，不会碰伤宝宝的身体。其实，这种做法是有害的，不利于宝宝的生长发育。

宝宝出生后，全身各器官都在生长发育，尤其是骨骼生长更快。宝宝骨中含无机盐少，有机物多，因而具有柔软、弹性大、不易骨折等特点。但是由于宝宝脊柱周围的肌肉、韧带很弱，

TIPS

不要让宝宝睡软床，并应从新生儿期就开始。宝宝理想而科学的睡床应该是木板床。

容易导致脊柱和肢体骨骼发生变形、弯曲。一旦脊柱或骨骼变形，以后往往较难矫治。

医学专家对宝宝睡各种床的实验和调查表明，长期睡在凹陷的软床上的宝宝，导致发生脊柱畸形的占 60％ 左右；睡在木板床上的宝宝，发生脊柱畸形的可能性很小。

怎样培养宝宝自己入睡？

真正的独自入眠的习惯，只有靠宝宝自己的力量完成才是最好的。妈妈或爸爸要有思想准备，要下点"狠心"，准备承受一些宝宝的哭声，其实，这也是一种正常现象，这种哭声在几个晚上之后就会逐渐减弱，时间越来越短，最终会完全消失。

妈妈可以给宝宝睡前增加个小点心，但分量要轻，比如，一两块果汁饼干、半杯牛奶或者一片乳酪都可以，这些小点心不仅可取代宝宝原先的吃母乳时间，而且牛奶还有帮助入眠效果。但要注意的是，吃完小点心后一定要帮宝宝刷牙。

要为宝宝营造有助于入眠的氛围，比如，将卧室的光线弄暗，如果宝宝偏爱小夜灯的话，可以安上

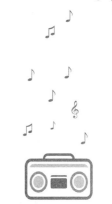

TIPS

在宝宝每晚上床以前，要遵循同样的规矩，做每一件事，比如，妈妈要在宝宝清醒时换上新的尿布，盖好被子，或者可以在睡前和宝宝来一些拥抱，放一段摇篮曲，这些都要在宝宝入睡前进行。

一盏。室内的温度要适中，不要太冷或太热。同时，家里要保持相对安静，声响以不影响宝宝睡眠为度。此外，还要让宝宝知道，妈妈或爸爸就在宝宝附近，以使宝宝安心入睡。

宝宝喜欢趴着睡有问题吗？

研究人员建议，晚上睡觉时，最好让宝宝们仰着睡。

白天午睡或有大人照顾时，可把睡姿调整成趴着睡的状态。宝宝的睡觉房间最好保持适当温度、湿度和光线，宝宝才会睡得又香又甜。

胎儿在妈妈的子宫内就是腹部朝内，背部朝外的蜷曲姿势，这种姿势是最自然的自我保护姿势，所以，宝宝趴睡时更有安全感，容易睡得熟，不易惊醒，有利于宝宝神经系统的发育。趴睡还能使宝宝抬头挺胸，锻炼颈部、胸部、背部及四肢等大肌肉群，促进宝宝肌肉张力的发展。趴睡还能防止因胃部食物倒流到食道及口中引发的呕吐及窒息，消除胀气。

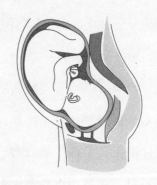

患胃食道逆流、阻塞性呼吸道异常、斜颈等的宝宝，可以尝试趴睡，以帮助缓解病情。下巴小、舌头大、呕吐情形严重的宝宝，必须趴睡。另一种状况要特别注意，幼儿有痰时，常常会呕吐，一旦有呕吐，要让幼儿趴下，使食物流出，才可再躺下，否则容易引起窒息。

♪ 宝宝还不会爬怎么办?

有的父母认为不会爬也不会影响宝宝学习走路,会走就行了,爬不爬并不重要。这种观念是绝对错误的。

爬的经历对宝宝日后动作的发展影响很大,有研究认为,婴儿期的动作感觉发展水平与少年期动作的协调性关系密切。身体运动需要四肢协调,而爬就是四肢并用的开始。如果观察过宝宝学爬的过程,你会发现,他最初的动作是先退后,学会身体后移,然后再手脚配合着向前爬,这是在试探着前进。

另外,活动空间的扩大让宝宝初步体验到无所不能的感觉,能大大地刺激其学爬的兴趣。有研究表明,爬对宝宝的空间知觉能力、警觉性情绪、感受性及主动性的发展都有帮助,因此,爬的动作绝非可有可无,宝宝学爬的阶段是不可省略的。

宝宝对爬有兴趣的时间比较短暂(8个月大时),如果不在其尝试着爬的月份抓紧训练的话,以后再刻意去训练就相对困难了。

TIPS

如果宝宝胆怯,不敢前行,父母不必着急,可在前方做些吸引他的动作,或呼唤他的名字,鼓励宝宝向前爬行。

通过有意安排和反复训练,每日让宝宝爬两次,帮助宝宝熟悉手足动作交替的规律,找到身体的平衡感,再加上有趣的玩具吸引,学爬一定会成为宝宝获得快乐的一种游戏。

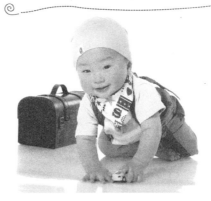

给家长的建议

在最初学爬阶段，先帮宝宝摆好姿势，让其通过爬的动作抓到喜欢的物品。

给宝宝创设一个爬的安全环境。有条件的家庭可以腾出一块地方，铺上地毯或塑料拼板，刻意让宝宝在上面爬行。当宝宝学会爬行之后，要注意在床边摆放一些诸如枕头、被子等障碍物，或者有大人看管，以免宝宝跌下来发生危险。

宝宝有时爬两下就停下来去注意其他方向发生了什么，所以，应该将能引起其注意的物品放在正前方。

宝宝不会走路怎么办？

独自行走是儿童在发展过程中稍加帮助（或训练）就能完成的一种运动技能，有的宝宝会走得早一点，有的晚一点，一般到15个月，绝大多数宝宝会独自行走。在训练宝宝走路时要注意以下几点：

（1）让他愉快地独自走路，不要硬叫他独自行走。愉快的心境是学习所必需的，我们大人也一样。他如果不想走，你硬叫他走，他不高兴走，会产生逆反心理，索性蹲下不走了。

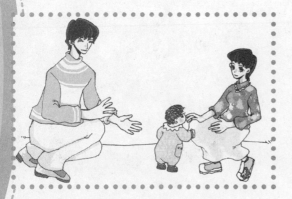

（2）把走路不当一回事，在生活中，让他在极短距离内拿来一样东西，送一样东西给爸爸，在拿的路上，可以扶东西，可以爬行，不批评，不硬拽，让他在轻松的情景中完成独走的任务。

（3）宝宝在短距离内走路时，没有要扶，没有要牵手，也没有跌倒，完成一次任务（比如，拿一样东西、送一样东西）后，要大大表扬，这可建立起宝宝的自信心，宝宝一定会愿意试一试在较长的距离中独自走路，慢慢地宝宝就会完全独自走路了。

🎵 宝宝何时开始长乳牙?

宝宝的第一颗乳牙大多数是在 4 ~ 7 个月长出的，通常先长下牙床中间的门牙。少数宝宝从 3 个月起开始长乳牙，有些宝宝直到 1 岁才开始长乳牙。这些都属正常情况，可能与遗传有关，妈妈们不用担心。到宝宝两岁半的时候，他的 20 颗乳牙就应该全部长好了。

🎵 宝宝长牙有何注意事项?

🌿 **磨牙玩具的使用**。市场上销售的磨牙玩具种类很多，用安全坚硬的橡胶制成的磨牙玩具非常有效。有一种中间注水的磨牙环也很有用，它可以放入冰箱稍加冷却后使用，冰镇宝宝的牙床，能减轻疼痛。但要注意不能冰冻这种磨牙环，以防其过于坚硬而伤害宝宝的牙床。购买磨牙玩具要注意玩具不应含有容易被宝宝咬下的小部件，同时应选择宝宝可以两手轻松掌握的磨牙玩具。

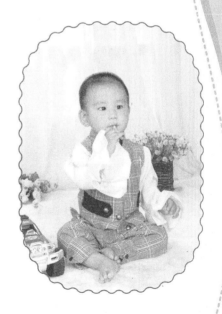

🌿 **磨牙食品的使用**。磨牙食品不仅可以满足宝宝咬的需要，还能让宝宝从食物

中吸取营养，锻炼宝宝的咀嚼能力，强壮他的脸部肌肉。妈妈可以购买专门为宝宝设计的磨牙饼干，还可以亲自切一些手指粗细的胡萝卜条或西芹条，作为宝宝的磨牙食品。

莫把塑料玩具代替磨牙玩具

有些妈妈觉得磨牙玩具和一般塑料玩具没有什么区别，于是就将塑料玩具充当磨牙棒给宝宝使用。事实上，各种塑料玩具的成分都不同，据报道，有些塑料玩具在宝宝咀嚼过程中会释放有毒物质。所以，除非质量可靠、厂商声明放入口中是安全的，妈妈不应让宝宝把一般的塑料玩具当成磨牙玩具使用。

宝宝为何出牙迟？

乳牙萌出过晚，可能是两种原因引起。其一，可能是外伤引起牙龈肥厚增生，使乳牙难以穿透；其二，可能是宝宝患有佝偻病，乳牙萌出延迟。此外，宝宝患甲状腺功能低下（克汀病），各种染色体异常，如唐氏综合征、内分泌障碍缺乏生长激素也会使乳牙萌出受到影响。

宝宝乳牙萌出过晚时，家长应该带宝宝到医院拍个 X 线片，排除先天缺牙的可能。如果是牙龈肥厚引起，可在局部麻醉下切开牙龈，帮助乳牙萌出。若是全身性疾病引起的乳牙萌出过晚，应该在医生的帮助下，尽早查明病因，在对症治疗的基础上促进乳牙的萌出。

宝宝出牙会有哪些表现？

正常情况下，宝宝出牙时并无痛苦，也没有症状。开始出牙时可见唾液量增加、流口水、喜欢咬硬物或者将手指放在口内吮吸，也有的宝宝吃奶时咬奶头。为促使牙齿萌出，不妨给宝宝咬嚼一根清洁圆滑的小木棒。少数宝宝初出牙时可能有睡眠不安、低热、腹泻等现象，妈妈应注意观察宝宝的牙床，长新牙齿的位置通常会有小小的突起或肿大，这表明宝宝要长乳牙了。

如果出牙时宝宝有疼痛，妈妈可以洗净自己的双手，用一根手指轻轻来回按摩宝宝的牙床，这对减轻宝宝的疼痛非常有效。如果妈妈没有时间这么做，使用磨牙玩具或磨牙食品也是很有帮助的。不要给宝宝使用专门治疗牙痛的产品，这样既不安全，也通常无效。

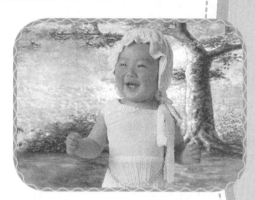

出牙期间的口腔卫生如何做?

宝宝从开始长第一颗乳牙到乳牙全部出齐，大约需要 2 年的时间。为保持在出牙期间口腔的卫生，最好对萌出的乳牙从牙齿的外侧到内侧轻轻擦洗揉搓。也可用儿童专用的软质牙刷来刷，整个口腔仍可用纱布或毛巾蘸清水来清洁。

如果此时宝宝能够用手握东西，可以让他学习刷牙。同时，应注意每次进食后都要给宝宝喂点温开水，以起到冲洗口腔的作用。

在宝宝出牙期间，家长要将宝宝平时吮咬的物品清洗干净；还要注意如果家长有龋齿，千万不要用嘴直接接触宝宝的食物；含糖食物对牙齿的损坏特别严重，所以尽量让宝宝少吃甜食，吃了甜食后一定要记着刷牙漱口。

宝宝出牙期间拒食怎么办?

宝宝出牙了,可妈妈有时发现,宝宝在吃奶时与以前不同,有时连续几分钟猛吸乳头或奶瓶,一会儿又突然放开奶头,像感到疼痛一样哭闹起来,反反复复,这时如果给宝宝点儿固体食物,宝宝就会很高兴地吃起来。

造成这一现象的原因是,由于宝宝牙齿破龈而出时,其吸吮的奶头碰到了牙龈,使牙床疼痛而表现出的拒食现象。

解决办法:宝宝出牙期间,家长可将宝宝每次喂奶的时间分为几次,间隔当中,喂些适合宝宝的固体食物,如饼干、面包片等。如果宝宝用奶瓶,可将奶嘴的洞眼开大一些,使宝宝不用费劲就可吸吮到奶汁,这样就不会感到过分疼痛。但妈妈应注意,奶嘴的洞眼不能过大,以免呛着宝宝。如果按以上的方法喂养,宝宝仍然拒食,则可改用小匙喂奶,这样会改善宝宝的疼痛状况,使宝宝顺利吃奶。

 宝宝爱吸吮手指怎么办?

宝宝吮吸手指是一个不好的习惯,家长要注意帮助改正。引起宝宝爱吮吸手指主要有生理上和心理上的原因。宝宝吮吸手指与喂养方法有关,吮吸乳头是宝宝的原始本能反应,宝宝出生后吮吸很自然触碰到嘴唇的任何物体,以后在饥饿时会将手或其他物品放在口中吮吸,一般随年龄的增长,会逐渐消退。但当宝宝的需要得不到满足时,就会吮吸手指头,这是生理上的原因。宝宝醒时或入睡前缺少抚爱,无东西可玩就以吮吸手指满足心理上的需求,这是心理上的原因。

帮宝宝改掉这一不良习惯，可通过以下方法。

首先，要科学喂养。做到定时、定量、喂饱、喂好，如果宝宝还未断奶，就应在入睡前哺乳，让宝宝吮吸乳头，吃饱睡着了再轻轻放在床上。

其次，要创造丰富环境刺激。用宝宝感兴趣的事物去吸引他，转移他的注意力，如让宝宝抱着布娃娃，让宝宝亲亲布娃娃，分散吮吸手指的注意力，也可播放音乐、儿歌，让宝宝听着柔和的乐曲慢慢入睡。

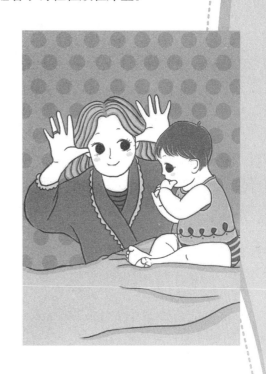

最后，如果宝宝的手指皮肤出现破损，则要涂药以防感染，涂药并包扎后可戴上布手套。如宝宝哭闹，可用玩具等转移注意力，让宝宝慢慢入睡。

宝宝改掉不良习惯需要一个过程，家长要有耐心，要坚持以上做法。

怎样提高宝宝的抵抗力？

（1）多吃天然食品，富含维生素和矿物质的蔬菜、水果。

（2）宝宝 4 个月后，首先要尝试的是米粉、蔬菜、水果。断乳之后，替代食物也是谷类。全谷类含胚芽和多醣，维生素 B 和维生素 E 丰富，这些抗氧化剂能增强免疫力，加强免疫细胞的功能。

（3）天天五份蔬果。如蕃茄红素、胡萝卜素等，纤维质可预防便秘，提供肠道通畅良好的吸收环境。水果的果聚糖帮助肠道益生菌生长。宝宝若不喜欢蔬

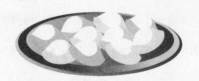

菜，可以将它剁碎，混合谷类或肉类做成菜粥、丸子、饺子或馄饨给宝宝吃。

（4）婴幼儿正值身体快速增长及脑神经发育期，对蛋白质及钙质的需求量相当高。所以乳类制品为宝宝最佳的营养来源。

（5）人体最重要的成分不是骨头，而是水。婴幼儿体表面积相对于体重比成人大，水分蒸散流失多，更需要补充水分。水分充沛，新陈代谢旺盛，免疫力自然提高。

（6）不要让宝宝偏食。均衡、优质的营养，才能造就宝宝优质的免疫力。

（7）多参加户外运动，这是预防呼吸道感染的最好方法。要让宝宝经常到室外活动，晒太阳和呼吸新鲜空气，以增强宝宝体质，提高免疫力，减少疾病的发生。

（8）平时要注意冷暖，及时增减衣物。有传染病流行时，要少去公共场所。

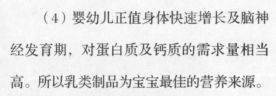

宝宝的耳朵可以掏吗？

耳屎，医学上称为"耵聍"，是外耳道耵聍腺分泌的黏液状物质，它可黏附进入外耳道的灰尘、局部皮肤代谢产生的脱落细胞等，它对人的耳朵有一定保护作用。耳屎不必人工清除，它会在我们说话、吃饭、打呵欠时，随着下颌运动，借助皮肤上汗毛的推动作用，自动被排出。

经常掏耳朵对健康是有害的，具体表现在：

（1）容易损伤外耳道皮肤。掏耳朵时如果耳屎坚硬或比较多，容易把皮肤划伤，细菌便会乘机进入伤口引发感染。或因来回搔刮，把细菌挤入毛囊、皮脂腺管，引发炎症、流水，严重者发生外耳道疖肿。

（2）由于经常刺激外耳道皮肤，使皮肤充血，造成耳屎分泌增多，堆积严重。也就是说，耳屎越掏越多。

（3）经常掏耳朵刺激鼓膜发生慢性炎症，鼓膜发红、变厚，外耳道也会流出少量脓液。

（4）如果掏耳朵不小心，还有刺伤鼓膜的危险。在给宝宝掏耳朵时，如果宝宝突然挣扎或刺激外耳道出现咳嗽反射，这种意外就更难免。

TIPS

不要随便给宝宝掏耳朵，如果宝宝的耳屎形成硬块，或误进杂物等，要及时去医院请医生取出。

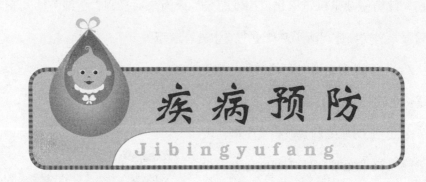

疾病预防

Jibingyufang

🎵 宝宝得了湿疹怎么办?

　　湿疹,又称"奶癣",是宝宝常见的一种过敏性皮肤病,多发生于刚出生到2岁的宝宝。大多在头面部、颈背和四肢,出现米粒样大小的红色丘疹或斑疹且容易复发,剧痒难忍。常伴有胃肠道症状,如腹泻等。

　　家长在护理时要注意。湿疹不严重,只要注意保持宝宝皮肤清洁即可,清洁时不要用刺激性的护肤品。平时应避免或减少鱼、虾等海鲜或有刺激性的食物。添加辅食时,应由少到多,由一种到多种,让宝宝慢慢适应,这样便于父母观察是何种食物引起的过敏。

🎵 宝宝患了尿布疹怎么办?

　　尿布疹是婴幼儿常见的皮肤病,医学上称为尿布湿疹或尿布皮炎。轻度的尿布疹也叫红臀,即在会阴部、肛门周围及臀部、大腿外侧,皮肤的血管充血,发红,严重时则出现渗出液,表皮脱落,局部可有少许渗出。所以,家长万万不可掉以轻心。

引起尿布疹的主要原因是尿湿后未及时更换尿布，尿布不够干净，刺激了宝宝娇嫩的皮肤而引起的局部皮肤发生炎症。另外，腹泻的宝宝也容易发生红臀。尿布疹重在预防，需勤换尿布，并常清洗，建议用专用洗涤剂清洗。尿布洗烫后在阳光下暴晒后再使用。若宝宝尿布疹严重，可暂时不用尿布，让宝宝的臀部暴露在空气中，以保持皮肤干爽。

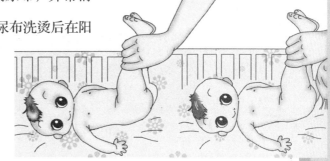

 ## 枕秃是缺钙导致的吗?

宝宝的后脑勺出现一圈头发稀少或没有头发的现象，称为枕秃。当出现枕秃时，很多家长认为是宝宝缺钙了，应该补钙。其实，并不是所有的枕秃都是由缺钙引起的。枕秃的形成与宝宝的睡姿或枕头的材料有关。

形成枕秃的原因：宝宝入睡时常常出汗，有时甚至大汗淋漓，这样枕头就会被汗液浸湿。宝宝也会感到不适，出现身体动作增多，包括左右摇晃头部。这样宝宝头枕部经常与枕头或床面摩擦，头发就会变少。

宝宝2个月后开始对外界的声音、图像表现出兴趣。特别是妈妈，不仅声音可以吸引宝宝，外表也会引起宝宝的注意。此阶段，由于宝宝只能平躺，要想追逐妈妈，只能通过转头才可达到。这样经常左右转头，枕部

TIPS 宝宝所枕的枕头或平躺的床面较硬，都可对枕部头发产生压迫，其结果也可造成局部头发变少。

的头发受到反复摩擦，就可出现局部脱发。

如何判断宝宝得了肠绞痛？

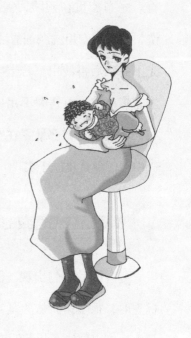

肠绞痛又称肠痉挛、痉挛性肠绞痛。主要症状是：突然发生一阵一阵的腹痛，每次发作持续数分钟至数十分钟，时痛时止，一般反复发作经过数十分钟至数小时后自愈，个别患儿可延长到数日。腹痛程度轻重不等，严重患儿表现哭闹不止、翻滚、出汗，甚至面色苍白，手足发凉。出生3个月以下宝宝肠绞痛的主要表现为阵发性的哭闹，可大声哭叫持续数小时。哭时面部潮红、口周苍白、腹部胀而紧张、双腿向上蜷起、足发凉、双手紧握，直至幼儿力竭、排气或排便而绞痛终止。

发生肠绞痛的原因可能和体质有关。有的宝宝对牛奶或某些食物产生过敏。诱发因素也较多，如上呼吸道感染、局部受凉、暴食、大量冷食、喂乳过多或奶中糖量太高等，导致肠内积气、消化不良以及肠寄生虫毒素的刺激等。

解决办法。可使宝宝在保暖条件下入睡，常可自愈。也可在医生指导下使用解痉、镇静或抗过敏药物治疗；还可以用暖手按摩腹部、在腹部放置热水袋等缓解痉挛及排出积气。对消化不良的幼儿，宜减少奶量或糖量，并在喂奶后拍出胃部空气；对牛奶过敏者，可改用豆浆代乳品。如有上呼吸道感染、寄生虫病等诱因，可适当用药。

生理性贫血需要治疗吗?

宝宝在出生 4 个月后，会出现生理性贫血期，原因在于婴幼儿的生长发育过快，对铁的需求量增加，而宝宝出生时经由母体而储存的铁，此时已消耗完，母乳或牛奶不能提供足够的铁供宝宝需要，这时宝宝就很容易出现生理性贫血。

预防宝宝贫血，妈妈要重视宝宝的合理喂养及营养均衡。

首先，我们提倡尽量选择母乳喂养，因为母乳中的铁最易被宝宝吸收。若不能母乳喂养时，可以选择富含铁的婴儿配方奶粉。

其次，还要注意在宝宝 4 ~ 6 个月时，适时适量添加辅食。如果宝宝贫血严重，需在医生指导下服用含铁制剂。

宝宝便秘如何处理?

宝宝便秘是指大便干硬而导致大便困难，次数也比平时明显减少，有时 2 ~ 3 天，甚至 6 ~ 7 天排便一次。宝宝进食太少，消化后液体吸收残渣少，致大便减少、变稠。奶中糖量不足时肠蠕动弱，可使大便干燥。饮食不足、时间较久引起营养不良，腹肌和肠肌张力减低，甚至萎缩，收缩力减弱，形成恶性循环，加重便秘。

家长可以在宝宝清晨起床后给他喝一杯温开水，可以促进肠蠕动。平时要多给宝宝喝水，特别在天气炎热时，还可以给宝宝喂些菜汁、果汁等，有助于缓解便秘。日常饮食中要让宝宝多吃含粗纤维丰富的蔬菜和水果，如芹菜、香蕉等，以刺激肠壁，促进肠蠕动加快。也可以服用一些益生菌，通过调整肠道发酵菌和其他细菌的比例来降低肠道内 pH 值，使肠道成为酸性环境，中和大便中的碱性，软化大便，同时促进肠蠕动。家长还可试着用小肥皂条蘸水插入肛门或用开塞露注入肛门刺激排便，但这两种方法会让宝宝产生心理上的依赖，最好不要常用。宝宝便秘严重时应去医院儿科就诊。

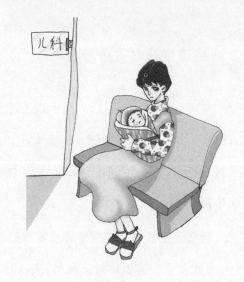

宝宝大便中带有血丝是何原因？

有些宝宝排便时，有大便中夹带血丝的现象。造成这种现象的原因是因为添加辅食后，宝宝的大便容易变硬、变干，也就是产生了便秘。干结的大便在排出时，很容易擦伤肛门周围的黏膜，从而出现了少量渗血的现象。家长也能从宝宝排便哭闹判断出原因。

遇到这种情况，宝宝的体温若正常，没有其他异常，可在宝宝的患部涂上一些消炎药膏，同时在宝宝的饮食上要增加蔬菜的定量，特别是绿色叶菜类，还要给宝宝多喝水。

宝宝腹泻如何处理？

腹泻也称拉肚子，是宝宝最常见的多发性疾病，主要发生在 2 岁以下的婴幼儿，其主要症状是宝宝频繁地排泄不成形的稀便。腹泻如果迁延不愈，会使宝宝发生营养不良、反复感染，甚至出现生长发育迟滞的现象。腹泻是由多病因、多因素引起的疾病，有生理性腹泻、胃肠道功能紊乱导致的腹泻、感染性腹泻等。对于前两种非感染性腹泻可通过饮食调理进行治疗；感染性腹泻的病源有细菌、病毒等，需要在药物治疗的基础上再进行饮食调理。

宝宝腹泻时，不要禁食，母乳喂养儿继续母乳喂养，暂停辅食，人工喂养儿可喂以等量米汤或稀释的配方奶或其他乳制品或牛奶，并遵循少食多餐的原则。另外，腹泻会导致宝宝脱水，妈妈要及时给宝宝补充足够的水分。若腹泻加重，应及时去医院就诊。

由于宝宝的皮肤比较娇嫩，而且腹泻时排出的大便，一般酸性比较强，会伤害的宝宝的小屁股。所以，在宝宝每次排便后，妈妈都要用温水清洗小屁股，特别注意肛门和会阴部的清洗，再用软布擦干。当宝宝恢复后，要逐渐添加一些清淡的食物。宝宝腹泻重在预防，妈妈要特别注意宝宝和家人的卫生。

腹股沟疝是什么疾病？

腹股沟疝一般在婴幼儿期发生较多，且多见于男婴。因为男婴的睾丸最初是在腹内，在即将出生前降入阴囊。睾丸经过的从腹内到阴囊的这个通道，一般在出生后就关闭了，但也有闭锁不好的情况。这样的宝宝到了 2 ~ 3 个月，由于剧烈哭闹或便秘等原因，当腹腔压力增高时，腹腔内的肠管就会顺着这个闭锁不全的通道，穿过腹股沟（大腿根部）降入阴囊中，这就是腹股沟疝。

女婴也有类似的病，肠管及卵巢从腹股沟降至大阴唇。如果是卵巢降下，就会肿得像枇杷树种子一样大的硬块。肠管从通道降下是不会感觉到疼痛的，也不会有任何障碍。即使阴囊肿起或卵巢下降，只要治疗及时也不会影响宝宝的正常发育。如果下降的肠道回不到腹腔而嵌顿，处理不及时则易造成严重后果，家长要注意观察，及时去医院就诊。

 宝宝舌头异常怎么办？

🍃 **宝宝的舌头一般会出现两种异常情况：沟纹舌和地图舌。**

🍃 **沟纹舌：** 是指在宝宝的舌部出现深浅、长短不一的纵、横沟纹，一般无任何不适，但偶可出现刺痛感。目前，沟纹舌的成因虽然不明，但人们常认为是先天性的，而且可能与地理条件、维生素缺乏或摄入的食物种类等有关。沟纹舌随着年龄的增长可能逐渐加重，但不需要任何治疗。为防止宝宝出现沟纹舌，妈妈应经常注意保持宝宝的口腔清洁，比如，吃完奶或果汁后给宝宝喝点水。

🍃 **地图舌：** 是指宝宝舌面上出现不规则的，红白相间的，类似地图状的东西。它的成因一般与疲劳、营养缺乏、消化功能不良、肠寄生虫、B 族维生素缺乏有关，所以出现地图舌的宝宝一般体质都比较虚弱。患了地图舌的宝宝多无明显的不适症状，有的可能出现轻度瘙痒或对有刺激性食物稍有敏感，这种症状可长达数年，随着年龄的增长可自然消退。

 发生地图舌后，应注意口腔卫生，适当地给予口腔清洗。

 宝宝颌骨异常怎么办（地包天）？

颌骨异常是指上颌骨前突或下颌骨前突，也称为"地包天"。一般发生在

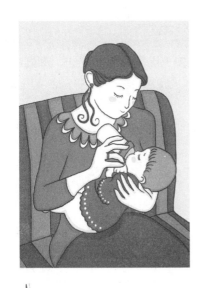

人工喂养的宝宝身上，主要原因是使用奶瓶的姿势不当。使用奶瓶时，如果经常将奶瓶压着宝宝的下颌骨，或让下颌骨往前伸够奶瓶，时间长了就会影响宝宝下颌骨的发育，形成上颌骨前凸或下颌骨前凸。

正确的喂养姿势应该是将宝宝自然地斜抱在怀里，奶瓶方向尽可能与宝宝的面部成 90 度角。

宝宝流口水有问题吗？

宝宝流涎，俗称流口水，可分为生理性流涎和病理性流涎。婴幼儿正处于生长发育阶段，唾液腺尚不完善，加上幼儿半岁左右处于出牙期，且宝宝口腔浅，唾液的分泌略有增加，宝宝不会调节口腔内过多的液体。但是要注意以下两点：一方面是人们喜爱捏压幼儿颊部，导致腺体机械性损伤。腮腺有损伤的宝宝，唾液的分泌量和流涎现象大大超过正常；另一方面患有口腔疾病，如口腔炎，黏膜充血或溃烂，舌尖部、颊部、唇部溃疡等也可导致宝宝流涎。有的流涎是由脑炎后遗症、呆小病、面神经麻痹而导致调节唾液功能失调，若是这样，应去医院进行诊断。

宝宝是否流涎正常，家长需要仔细观察。无论是生理的还是病理的，都要注意局部护理，注意清洁，避免皮肤刺激。

宝宝流口水时要注意随时擦去口水，擦时不可用力，以免损伤局部皮肤。擦口水的手帕，要求质地柔软，以棉布质地为宜，要经常洗烫。

用温水洗净口水流到处，然后涂上油脂，以保护下巴和颈部的皮肤，最好给宝宝围上围嘴。

另外，宝宝趴着睡觉，流口水时不会给他带来什么影响，只是枕头要勤洗勤晒，以免滋生细菌。

宝宝肛裂怎么办？

肛裂是婴儿期的常见病。主要与宝宝的饮食有关。宝宝肛裂的临床表现为排便时和排便后肛门剧痛，宝宝因此烦躁不安、哭闹不止。处于生长发育最快时期的宝宝患了肛裂，父母只要及时采取措施，可很快治愈。

首先，培养宝宝定时排便的习惯。同时每天让宝宝摄取一定量的水分和含纤维素的新鲜蔬菜，有助于保持宝宝的大便通畅。

其次，提倡母乳喂养。母乳中主要是乳白蛋白，容易消化吸收，所以吃母乳的宝宝大便较软。

保持局部清洁卫生。宝宝发生了肛裂，父母应在宝宝每次大便后用柔软的卫生纸轻轻擦干净，之后用1:5000的高锰酸钾（PP粉）温水溶液坐浴10～20分钟，能起到局部消毒和加速裂口愈合的效果。对肛裂反复发作、时间较长的宝宝，应去医院诊治。

宝宝佝偻病的表现和防治？

佝偻病是宝宝时期常见的一种全身性疾病，主要是由于维生素D缺乏，导致钙磷代谢障碍和骨样组织钙化障碍。

佝偻病的早期表现有：宝宝好哭闹、睡眠不安、夜惊、多汗，由于多汗刺激，宝宝的头就在枕头上磨来蹭去，造成枕后秃发。若不及时治疗，严重的宝宝会出现骨骼及肌肉病变，如颅骨软化、乒乓头、鸡胸、漏斗胸、方颅、囟门闭合延迟、出牙晚、O 形腿、X 形腿；严重的佝偻病患儿还可出现全身肌肉松弛、记忆力和理解力差、说话迟等症状。

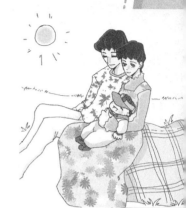

家长如果发现宝宝有缺钙现象，应在医生指导下给宝宝补充维生素 D 和钙剂。为防止宝宝得佝偻病，家长可以在天气好的情况下，带宝宝到户外活动，晒晒太阳。

 ## 接种疫苗后发热是何原因？

宝宝接种疫苗后发热，首先应排除疾病所致的发热，疾病可能是接种前就感染的，也可能是接种后感染的。如果是疾病所致，检查可见阳性体征，如咽部充血、扁桃体增大充血化脓、咳嗽、流涕等症状。

疫苗所致发热没有任何症状和体征，如果既有疫苗反应，也有感冒发热，症状就会比较重，体温也会比较高。接种多长时间发热，与接种的疫苗种类有关。宝宝接种疫苗后的发热一般不需要治疗，持续 1~2 天（少数 3 天）会自行消退。

 ## 药物对疫苗接种效果有影响吗？

原则上讲，药物对预防接种效果是有影响的，所有的药物都不应该使用，都可能有不同程度的影响。抗菌素对预防接种疫苗影响最大。如果是口服疫苗，微生态制剂对疫苗影响也不小。因此，在给宝宝接种疫苗前后两周，最好不要使用任何药物。

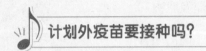

计划外疫苗要接种吗？

不要轻易接种国家计划外的疫苗，在接种前，必须向有关部门（防疫站、有权威的医疗机构等）咨询，了解疫苗的作用、不良反应，以及在临床中的应用情况、免疫效果、接种意义和疫苗的应用范围等。

漏打疫苗需要"补种"吗？

疫苗的接种是由防疫部门专门安排的，家长应根据儿童免疫程序和当地卫生部门的规定，及时带宝宝到指定地点接种疫苗。如果因为某种原因没有接种，一定要进行"补种"。家长千万不要认为少打一针没什么关系。也许就因为少打了这一针，疫苗的作用没有得到加强，可能造成之前打过的疫苗没有了"后续的力量"，而失去了它应当发挥预防传染病的作用。所以，一定要及时到当地的防疫部门或妇幼保健院仔细询问，以便及时接种。

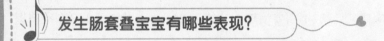

发生肠套叠宝宝有哪些表现？

肠套叠是宝宝常见的急腹症之一，多见于4个月至1岁的宝宝。随着年龄的增长，发病率逐渐降低。绝大多数宝宝肠套叠是原发性的，只有2%～8%的病例为继发性。

由于肠蠕动失去正常节律性，肠环肌发生持续性局部痉挛，近端肠段剧烈蠕动，遂将痉挛的肠段推入远端肠腔内。当肠道前后相套，造成部分阻塞时，宝宝就开始产生阵发性腹部绞痛，显得躁动不安、双腿屈曲、阵发性啼哭，并常合并呕吐。

当宝宝出现这些症状时，家长应提高警惕，及时去医院就诊，以不开刀的方式将套叠的肠管复位，若延误病情，常需手术治疗。

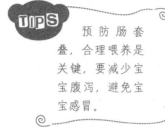

TIPS

预防肠套叠，合理喂养是关键，要减少宝宝腹泻，避免宝宝感冒。

 ## 怎样预防夏季热病？

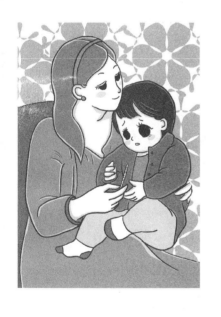

夏季热病多发生在 4~8 个月的宝宝中，一般宝宝满 1 周岁后，就几乎不得了。夏季热病发病时既不咳嗽，也不流鼻涕，食欲虽稍有减退，但并不是一点奶也不吃。宝宝不拉肚子，出汗较少，也很精神。发烧为主要症状，从半夜开始烧，天亮时体温达到 38℃~39℃（有时能达到 40℃），一般为早晨退热，过了中午体温开始上升，下午或夜间温度很高。这种发烧，在炎热季节会一直持续下去。如果不改变环境甚至会持续 1 个月，但一进入 9 月就全好了。

夏季热的病因至今不明，大概是由于宝宝体内调节体温的某些机能失调引起的。家庭环境通风不好，常居住在阴面房间的宝宝，发病率较高。

宝宝患麻疹应如何处理?

麻疹从感染到发病一般有14天左右的潜伏期。免疫力稍强的宝宝,潜伏期可能还会延长,开始出现发热、打喷嚏、咳嗽、多眼屎等症状,持续3~4天以后自耳后至发际线、前额、面部、躯干出现红色斑丘疹。有的疹子可互相融合,经过3~4天后遍及四肢,然后按出疹顺序退疹。如无并发症,疹退后局部可留有色素沉着和脱屑。

麻疹的好发年龄为6个月~5岁。宝宝患上麻疹时应卧床休息,保持室内空气新鲜,避免直接吹风,室内温度为18℃~22℃,湿度为55%~65%,保持眼鼻、口腔清洁,注意补充维生素A、维生素B、维生素C、维生素D,进食容易消化、营养丰富的食物,还应注意不要传染给其他宝宝。

 得了幼儿急疹怎么办?

幼儿急疹,也叫宝宝玫瑰疹,是由病毒感染引起的突发性皮疹,一年四季都可以发生,以春秋季发病最多。多发生在6~18个月的宝宝。潜伏期为10~15天,可获得持久免疫力。

幼儿急疹发病急骤,常无任何诱因突然发热,体温在39℃~40℃,持续3~4天后,体温消退后随即在全身可以见红色斑疹点,以前胸、后背、臀部最多,出疹1~2天后逐渐消失。疹子消退后,不会留有色素沉着。发病时宝宝虽然热度很高,但精神状态很好,不影响玩耍和饮食。这一点是与其他疾病有所不同的。另外,宝宝在高烧期间可能出现轻度流涕、咳嗽、轻度腹泻等症状，这都是正常现象。

TIPS

这种病预后良好，一般不需要特殊治疗，以对症处理为主。如果宝宝高烧超过 38.5℃时可采取物理降温，并适当应用退热剂，防止高热惊厥。多给宝宝喝水，补充足量水分，给予易消化食物。

宝宝出水痘的症状及护理？

水痘是一种最常见的出疹性传染病，任何年龄都可发病，主要通过直接接触水痘疱疹液和飞沫传播。水痘传染性很强，呼吸道是其主要的传播途径，若是接触了被病毒污染的食具、玩具、被褥、毛巾等也会被感染。冬末春初是流行季节。被感染后，通常经过 11~20 天的潜伏期就会开始发病，潜伏期末至皮疹干燥结痂均有传染性，患病后有终身免疫。

水痘初期会出现轻微至中度发烧、倦怠、食欲不振，之后会出现红斑、水疱，皮疹首先出现在躯干部分，接着是脸部、四肢、口腔黏膜，疹子初为斑疹，然后为斑丘疹、水疱，1~2 天后结痂。皮疹分批出现，皮疹呈向心性分布，约过 1 周后开始结痂，完全结痂脱落需要 1~3 周的时间。

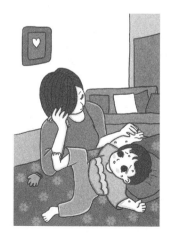

预防方法。水痘传染力非常强，因此家中若有幼儿感染，最好在家休息，等全身的疹子都结痂干掉，没有传染力后，才可以去公共场所。出水痘时，不要使用阿司匹林等退烧药，以免并发其他症候群。有水痘接触史的宝宝应该隔离观察 3 周。

居家护理。出水痘时，容易全身发痒，可以让医生开一些止痒的药物来，千万不要让宝宝乱抓。

把宝宝的指甲剪短，避免抓破伤口。如果是宝宝可以给他戴上棉质小手套。

 中耳炎与耳垢湿软有何区别？

宝宝的耳垢有时不是很干爽，并呈米黄色黏在耳朵里，这时家长就会担心宝宝是否患了中耳炎。其实，还有一种情况叫做耳垢湿软，中耳炎和耳垢湿软是有区别的。

患中耳炎时，宝宝的耳道外口处会因流出的分泌物而湿润，但两侧耳朵同时流出分泌物的情况很少见。并且，流出分泌物之前宝宝多少会有发热，夜里痛得不能入睡等现象。

耳垢湿软一般不会是一侧的。耳垢湿软大概是因为耳孔内的脂肪腺分泌异常，不是病。一般来说，肌肤白嫩的宝宝比较多见。宝宝的耳垢特别软时，有时会自己流出来，妈妈可用脱脂棉小心地擦干耳道口处。但千万不可用带尖的东西去掏宝宝的耳朵，以免碰伤耳朵引起外耳炎。一般有耳垢湿软的宝宝长大以后也仍然如此，只是分泌的量会有所减少。

 宝宝感冒如何护理？

感冒症状是打喷嚏、流鼻涕、鼻子不通气、吃奶困难、声音嘶哑。宝宝一般不发烧，但是，一旦发烧就比四五个月时的温度高，有时会达到38℃以上，通常1~2天就退烧了。到第三天左右时，水样的清鼻涕就变成黄脓鼻涕。常常是打喷嚏消失了，才出现轻度咳嗽。这时，宝宝的感冒也就好了。

在感冒的最初4~5天里，宝宝喝奶量要比平时少，每次都要剩点奶，食欲下降，不愿意吃断乳食品，不像以前那样有精神。要完全恢复原来的状态，一般需要一周左右的时间。感冒是由病毒引起的疾病，所以没有特效药。如果不发烧，最好就不要带宝宝去医院打针，以免引起交叉感染。

对宝宝感冒的护理，家长要做到以下几点：

（1）冬天应注意保温。室温要保持在 18℃ ~ 20℃ 。

（2）宝宝食欲不振时，不要硬喂，把牛奶调稀点，宝宝就愿意吃。如果宝宝爱吃米粥和牛奶煮的面包粥。只要宝宝没有严重的腹泻，就可继续让宝宝吃。在感冒发烧期间，可多给宝宝喂点水和果汁。

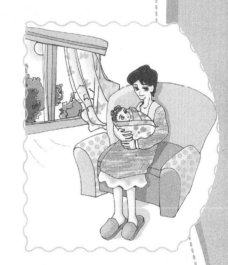

（3）尽量让宝宝休息好，注意室内空气的流通，宝宝的内衣要勤洗勤换，宝宝的饮食餐具要勤消毒。

（4）宝宝咳嗽时，有时偶尔也会引起中耳炎。较轻的中耳炎，只要早期发现，一般只用抗生素就可以治好，感染不到鼓膜。

♪ 宝宝抽搐要紧吗？

有些宝宝在发生高热的时候，突然就抽搐起来，两目上视，白睛暴露，眼球固定，四肢抽动，叫也没反应，摇晃也恢复不过来。抽搐持续的时间有 1~2 分钟的，也有 10 分钟左右。这种抽搐是高热的一种反应，叫做"热性抽搐"。有的发作 1 次就不再发了，也有的在 1 个小时之内就反复发作 2~3 次。宝宝的体温一般都超过 39℃ ，而且经常在体温突然升高的 24 小时内。

宝宝抽搐时要及时采取紧急措施：

保持呼吸道通畅，将患儿平放床上，头偏向一侧，及时清除口腔痰涎。用手掐患儿的人中及合谷穴止痉。

若体温≥38.5℃，要予物理方法或药物降温。可用冷水湿毛巾较大面积地敷额头部，5~10分钟后更换。

保持环境安静，避免强光、噪声等刺激。

记录惊厥发作的次数和时间，注意面色、体温、呼吸的变化。

在就医途中不要严密包裹患儿，那样不易观察病情，也可能发生窒息。

家长在采取紧急措施的同时，还要争取时间尽快把患儿送往医院。

 女宝宝为何会患阴道炎，如何处理？

3个月至10岁的婴幼儿，有时也会患阴道炎，并多以外阴炎伴双侧小阴唇粘连症状出现。这是因为，在婴幼儿阶段，女婴的外阴、阴道发育程度较差，而且宝宝的抵抗力低下，加之阴道又与尿道、肛门邻近，妈妈稍不注意或护理不当，就可以通过不洁的手、衣物、尿布、浴盆、浴巾等将病原体传染给宝宝，引起宝宝外阴阴道发炎，如治疗不及时，则可以引起阴唇粘连。

引起外阴阴道炎症的病原体有细菌、真菌、滴虫、支原体和衣原体，也可因蛲虫病引起瘙痒，抓破皮肤后发炎。患儿主要表现为哭闹不安，搔抓外阴。检查外阴可见有抓痕、外阴阴道红肿、分泌物增加、有异臭味。因此，对女婴的外阴护理十分重要，**具体来说，应从以下几方面注意：**

（1）给宝宝单独使用毛巾、坐浴盆，并经常煮沸或曝晒进行消毒。

（2）在给宝宝擦拭大便时，应由前向后擦，避免大便污染到宝宝的外阴，大便后要用温水将宝宝外阴及肛门洗净。

（3）在给宝宝清洗外阴时，要将大阴唇分开，把小阴唇外侧的分泌物洗净。最好用清水清洗，不要使用肥皂，因为碱性环境不利于抵御细菌。在护理外阴或换尿布前，妈妈要先洗净自己的手。

（4）使用布尿布，因为布尿布透气好、便于消毒。宝宝到了1岁以后最好穿满裆裤，以减少外阴被污染的机会。

（5）宝宝的衣物最好单独洗涤，特别是父母有性传播疾病时更应注意。

（6）不要带宝宝去卫生条件不好的浴室、游泳馆等，以防感染。

（7）合理使用抗生素。盲目大量或长期使用抗生素，可造成婴幼儿真菌性外阴阴道炎。

一旦发现宝宝外阴处有上述症状时，妈妈要及时带宝宝到正规医院诊治。

♪ 怎样护理患结膜炎的宝宝？

有时家长发现宝宝出现了红眼睛、眼睛痒的症状，特别是在春、夏两季。其原因很有可能是得了一种叫做卡他性结膜炎或细菌性结膜炎的眼病。卡他性结膜炎是一种过敏性眼病，主要是由于灰尘、花粉、阳光等刺激宝宝的眼睛，引起过敏反应所导致。

其症状有：红眼睛、眼睛痒、眼屎多、眼睛疼。宝宝出现这些症状后，家长要做以下护理：

（1）找出原因，切断过敏源。首先带宝宝上医院，在诊治过程中，仔细查找原因，一旦知道宝宝眼病的原因，就应该马上避免再接触，停止过敏物的刺激。

（2）准备专用毛巾。宝宝使用的毛巾、手帕要分开，每次使用过后要用开水煮5～10分钟。

（3）眼部冷敷。用凉毛巾或冷水袋给宝宝做眼部冷敷，避免热敷，因为热敷会使局部温度升高，血管扩张，致使分泌物增多，症状加重。

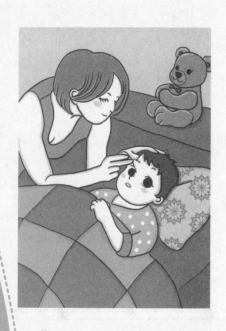

（4）点眼药水。为宝宝点眼药水时，要先安抚好宝宝，要让宝宝仰卧，脸向上，这样才能保证眼药水在结膜内停留一会儿。另外眼结膜的间隙很小，眼药水停留比较困难，再加上眼皮不停地眨动，眼药水只能停留很短时间，所以一定要按照医生叮嘱的次数勤滴眼药水，不要擅自减少，这样才能发挥眼药的作用。涂药膏也一样，为了避免影响宝宝看东西，一般在睡前涂眼药膏。

宝宝淋巴结为何会肿大？

淋巴结是人体淋巴系统的一个组成部分，由淋巴组织和网状内皮细胞组成，由淋巴管相联系。宝宝淋巴系统在出生时尚未发育完善，在幼儿期淋巴系统发育最旺盛，所以在新生儿时，大多不易触及淋巴结，而一般健康的婴幼儿常可以在颈、颌下、枕后、耳前、腹股沟等处的浅表摸到绿豆至黄豆大的单个、软或稍硬、无压痛的淋巴结，这是生理现象。淋巴结对保护宝宝健康有重大作用。淋巴结生成的淋巴细胞有免疫功能，对淋巴管内的细菌起到过滤、清除和吞噬作用。

局部淋巴结肿大，反映了相应部位的组织发生了炎症，如头皮感染可引起枕后淋巴结和耳后淋巴结肿大；外耳道炎可使耳前、耳后淋巴结肿大；扁桃体炎、牙龈炎、龋齿可引起颌下淋巴结肿大；下肢发炎可引起腹股沟淋巴结肿大等。炎症严重时，肿大的淋巴结压痛明显，如果炎症不能控制，感染还可扩展到全身。局部淋巴结肿大还应考虑结核性淋巴结炎，肿大的淋巴结常见于颈、颌下，多呈串珠状。

TIPS
引起全身淋巴结肿大的疾病有：败血症、白血病、淋巴瘤、传染性疾病（如风疹等）、溶血性贫血等。不管是哪个部位的淋巴结发生了肿大，都应及时去医院检查。

宝宝为何会发生屏息?

有些宝宝在大哭的时候，往往半天缓不过气起来，脸憋得发青，甚至不省人事。但时间很短，往往没等家长缓过神儿来，宝宝却在瞬间完全恢复正常。宝宝的屏息，通常是源于愤怒、沮丧或痛楚。宝宝的哭泣在此时不仅没有缓解功能，反而逐渐加剧，甚至歇斯底里，宝宝因换气不及，以至于暂时停止呼吸。情况较轻者，嘴唇变青；严重时宝宝全身发青然后意识昏迷；更甚者，宝宝的身体也许会变硬，甚至抽搐，而整个过程通常在几十秒内便告结束。

屏住呼吸的情形，在婴幼儿中发生比例约为 1/5，年龄在 6 个月到 4 岁。有些纯属偶发性，而有的则一天 1~2 次，但绝不足以造成任何脑部伤害。

 TIPS

屏息和癫痫很容易区别，一般的屏住呼吸会先有哭泣，然后宝宝在失去意识之前脸色先变青；如果是癫痫，通常没有任何前因，而且宝宝在发作之前也不会转为青色。

 如何减少以至消除宝宝的屏息现象？

对于因为屏息而晕过去的宝宝，家长要根据宝宝屏息原因采取一些相应的措施，减少以至消除宝宝的屏息现象。

要让宝宝得到足够的休息，因为休息不够时，宝宝爱动肝火，发脾气哭闹就可能引起屏息。

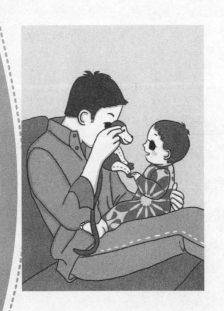

对于爱使性子的宝宝，在使性子以前，想办法让其平静，利用音乐、玩具或其他转移注意力的方法（但不能用食物，这只会造成另一个坏习惯）。

尽可能地降低宝宝的紧张情绪，假如屏息状况开始，家长要冷静处理，焦虑只会让事情更糟。

在事件过后，别过分放任宝宝，一旦让宝宝知道屏住呼吸是讨东西的好办法，那可就没完没了了。若宝宝屏息情况很严重，持续达 1 分钟以上，和哭泣无关联，都应尽快去医院进行诊疗。

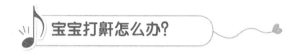

宝宝打鼾怎么办?

打鼾可以发生在从新生儿到青春期的各个年龄阶段，2 ~ 6 岁为发病的高峰期。儿童打鼾的主要病因是腺样体或扁桃体肥大，其他病因包括过敏性鼻炎、鼻息肉、鼻中隔偏曲、后鼻孔狭窄或闭锁、巨舌及小下颌等。

如宝宝睡觉时是张口呼吸，应警惕患有儿童鼾症。打鼾是呼吸紊乱的表现之一，它可影响儿童的睡眠质量；由于气道阻塞，使生长激素分泌受损，可导致生长发育迟缓；张口呼吸可影响颌面发育，导致牙齿畸形；打鼾还会导致注意力受损、记忆力下降、智商降低，进而导致学习成绩下降。打鼾患儿还常常表现为多动、性格暴躁或过度害羞、忧郁。夜间睡眠时还会出现多汗、梦游、夜惊、遗尿等。

防治宝宝打鼾可从以下几方面入手：

改变宝宝的睡觉姿势。试着让宝宝侧着睡，此姿势可使舌头不致过度后垂而阻挡呼吸通道，可减低打鼾的程度。

给宝宝进行身体检查。请儿科医生仔细检查宝宝的鼻腔、咽喉、下巴骨部位有无异常或长肿瘤，宝宝的神经或肌肉的功能有无异常之处。

肥胖的宝宝要减肥。肥胖也是打鼾的一个原因。如果打鼾的宝宝肥胖，先要想办法减肥，让口咽部的软肉消瘦些，呼吸管径变宽，变瘦的身体对氧气的消耗可减少，呼吸自然会变得较顺畅。

手术治疗。如果宝宝鼻咽腔处的腺状体、扁桃体或多余软肉确实肥大到阻挡呼吸通道，严重影响正常呼吸时，可考虑手术切除。

宝宝患疱疹性咽炎如何护理？

如果宝宝的体温在37.5℃以上，张开口检查时，发现在悬雍垂附近，有3~5个小米粒大小的水疱，周围有红晕，就可以诊断为疱疹性咽炎。疱疹性咽炎常常出现在宝宝不爱吃东西的前1天，宝宝体温可升到38℃~39℃，继而热又很快退下去，然后嘴里长出水疱。从季节方面来看，这种病初夏最常见。平时不流口水的宝宝，患了"疱疹性咽炎"后，也会流口水，而且有口臭。因这种病是由病毒引起的，所以没有特效药。但不会留下后遗症，一般4~5天就可痊愈。

在宝宝患病期间，妈妈不能给宝宝吃硬的、酸的、咸的食物，因为吃这样的食物会有一种刺痛感，加剧宝宝的疼痛。牛奶和豆浆最适合宝宝喝了，既不会引起宝宝太大的疼痛，又好消化，还有营养。因此，可以喂宝宝这些东西，等待着痊愈。如果宝宝一点儿也不喝牛奶和豆浆，可以给宝宝吃布丁、软一点的鸡蛋等。

TIPS 患疱疹性咽炎后不能缺水，妈妈要多给宝宝喝水。也可以让宝宝起来玩。

宝宝患口角炎如何护理？

口角炎是指口角有湿白、糜烂、皲裂等现象，常发生在秋冬干燥季节。宝宝因用舌舔唇和口角而引起；经常咬手指、咬铅笔等不良习惯的宝宝唾液分泌过多，使口角部位经常潮湿也会引起口角炎；长期服用抗生素导致体内菌群失调，继发白色念珠菌感染，可导致白色念珠菌口角炎；另外，儿童体内缺乏核黄素（维生素 B_2）或患有缺铁性贫血的儿童也会引起口角炎。

TIPS

宝宝患了口角炎，除了纠正不良习惯外，应对症治疗和补充维生素等。妈妈要经常给宝宝换干燥围嘴，用柔软棉布轻轻蘸宝宝的口角周围。

口角炎一般是两侧口角对称，开始先出现三角形红斑、水肿，以后发生糜烂、皲裂。皲裂处因有唾液，在大张口讲话时会出血、疼痛。

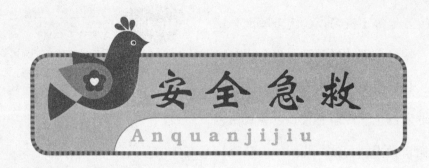

安全急救

什么是捂热综合征?

　　"宝宝捂热综合征"又叫"蒙被综合征",多发生于1周岁以下的宝宝,特别是刚降生不久的新生儿。虽然此时宝宝的生理活动已开始,但呼吸、体温调节中枢还不健全,对外界环境适应力差,若衣被过暖或蒙被睡觉,就会因温度过高而出大汗、面色苍白、高热、抽搐、昏迷,甚至还有可能影响神经系统发育;如宝宝昏迷时间过长,惊厥次数过频,则会引起智力低下、癫痫等严重后遗症。情况特别严重者,甚至因呼吸衰竭而死亡。

宝宝掉下床怎么办?

　　摔下后,宝宝马上就哭了,哭声响亮有力,哭一会儿,大约10分钟,面色和好,精神也不错,看不出有什么异常表现,又开始正常玩耍、喝水、吃奶了,这种情况下宝宝大脑受伤的可能性几乎为零,不必去医院,可在家继续观察宝宝的变化。

　　在观察过程中,宝宝出现不爱吃东西、精神欠佳、嗜睡(比平时爱睡觉,醒了也不精神，或醒了又睡了）、不像伤前安静或过于安静、呕吐、发烧，出现上述情况之一，就应该看医生。

摔下后，宝宝没有马上就哭，似乎有片刻的失去知觉，不哭不闹，面色发白，把宝宝抱起时，感觉到宝宝有些发软。无论有无其他异常，都应该到医院看医生。

头部仅仅是磕个包块，表皮没有可见伤，也没有任何异常表现，不用看医生。不要给宝宝揉头部的包块、不要热敷，如果头皮没有损伤，可适当冷敷。

如果皮肤有擦伤，要注意伤口的清洁，最好不要用药品止血。在止血前，可以用棉花棒蘸点碘酒，在伤口处由内向外消毒，然后再用纱布或是透气胶带包扎，以避免感染。此外，小孩不会照顾伤口，常常把纱布、透气胶布弄脏或弄湿，造成伤口细菌感染、发炎，家长应多留意，并常换药及干净的纱布。如果伤口深，出血多应及时就医。

TIPS

无论有无异常，有无可见的外伤，只要是头部受伤，都要仔细观察 48 小时，注意静养，不要让宝宝剧烈活动。出现异常及时看医生。

 ## 宝宝窒息时应如何处理？

给婴幼儿喂奶、喂药，或宝宝溢乳误吸时，如果宝宝突然出现呛咳、气急、面色青紫、烦躁不安等情况时，千万不要惊慌失措，应立即把宝宝倒提起来，轻拍背部，使其呕吐、咳嗽，将气管内异物排出。

如果因为蒙被睡觉，或因襁褓包得太紧发生窒息，甚至呼吸暂停，应立即摸脉搏是否有搏动，或将耳朵贴在宝宝胸部听是否有心搏音。如果未闻及心音或心音很弱很慢，则应立即进行口对口呼吸，还要加上胸外按摩。

具体做法。 将宝宝放于硬板床上，用左手托起宝宝颈后，使宝宝头15度向后倾，口张开，右手置于宝宝两侧乳头连线的中间，然后开始心肺复苏。用上下口唇将宝宝口鼻全部含住，以每3秒1次的速度吹气，以每分钟120~140次的速度按压胸部，按下的深度为1.5~2.0厘米。如果呼吸心跳恢复，应把宝宝转向侧卧位的恢复姿势，保持呼吸道通畅，防止胃内容物误吸入气管，并迅速送医院进一步处理。

会爬的宝宝应注意哪些安全问题？

误食。 地板、床、地毯等地方保持干净，不要在宝宝的活动空间内随意置放容易被吞食的小东西，如钱币、小扣子等。选择安全玩具，以免玩具配件脱落，如娃娃的眼睛、鼻子，或是汽车的小轮子等。

玩插座电伤。 安装插座防护器，防止宝宝有机会玩插座。或者干脆在装修房子时，设计一个插座位置较高的儿童房。

爬出窗外。 不让宝宝有独处的机会，随时关好家中的落地窗，床的位置不紧

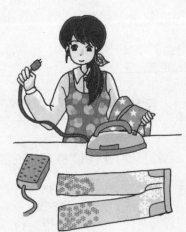

靠在窗户旁。

🍃 **烫伤**。不要将热菜、热汤放在宝宝可以触摸的地方；不要将盛有热食品的餐具放在桌布上；电锅、电热器、电熨斗等用完后应立即拔掉插头；不要把宝宝单独留在房子里。

怎样防止宝宝胳膊脱臼？

"牵拉肘"俗名"肘错位"，医学术语叫做"桡骨头半脱位"，它是许多家长带宝宝玩耍时"好心出差错"而惹下的麻烦。当给小宝宝穿衣服或拉着散步时，猛然牵拉宝宝的胳膊，都有可能发生牵拉肘。

一旦宝宝发生肘错位，家长不必惊慌失措，采用手法复位即可。由于手法较为简单，家长不妨先试一试，如果不行，再去医院就治。

🍃 **具体操作方法**。抱患儿端坐，术者同患儿相对，将患肘屈曲 90 度。术者一手握住患儿上臂下端，以防止肩关节转动，并将拇指置于桡骨头处；另一手握住患儿患肢手腕，连续做数次前臂旋后动作。此时，可听到清脆的轻微弹响声或手指有弹跳感，表示桡骨头已复位。复位后患儿肘部疼痛立刻消失，并可用患手上举取物。

桡骨头复位后，一般不需要固定，但应该提醒家长注意的是，脱臼具有反复性、习惯性，只要发生一次，以后就容易反复发生。对脱位超过 24 小时或有反复脱位史的患儿，因局部有肿胀，复位时弹响声或弹跳感多不明显，复位后疼痛也不一定即刻消失，但其他症状大多能缓解。此时，宜用颈腕带将肘部固定在直角位置，1 周左右即可。

预防宝宝脱臼，平时应注意不要用力牵拉宝宝的胳膊，穿脱衣时动作要轻柔一些。

如何避免玩具伤害？

🍃 **弹射玩具**。一般的弹射玩具杀伤力都比较大，比如，各种玩具手枪、水枪，以及曾经在我国民间普遍使用的弹弓、弓箭等，还有现在很多家庭都有的各种飞镖玩具等，因此，要让宝宝尽可能远离各种危险的弹射玩具。

🍃 **带绳的玩具**。绳子很容易缠在宝宝的手指或脖子上，时间长了轻则造成指端缺血坏死，重则能让宝宝窒息。注意绳子长度不能超过宝宝的颈部周长，年龄小的宝宝最好不要玩这类带绳玩具。

🍃 **面具玩具**。判断一个面具玩具的危险状况，要看这个玩具的进气孔大小是否安全，然后再看这个面具玩具的原材料是否合格，是否含有有毒物质。

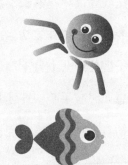

🍃 **气球玩具**。气球存在多种隐患，首先，气球爆炸容易给宝宝造成伤害，特别是氢气球，如果遇到火焰，还能引起剧烈的燃烧；其次是气球碎片一旦进入宝宝的呼吸道，是很难取出的，直接威胁生命安全。因此，宝宝玩气球时，家长要多加注意，如果气球被宝宝抓破，要及时清理每一块碎片，以免被宝宝吞食。

🍃 **体积较小的玩具**。体积较小的玩具或饰品极易被宝宝吃到嘴里而成为气管异物。

🍃 **金属制玩具**。很多金属玩具比较尖锐锋利，容易割伤宝宝的皮肤，造成外伤，某些金属玩具外面涂有釉漆作为装饰，这些釉漆可能含有一些对人身有危害的重金属，比如，铅等，存在安全隐患。建议不要给 5 岁以下的宝宝购买。

🌿 **不光滑的玩具**。表面颗粒较大、比较尖锐的玩具能挫伤或者割伤宝宝。

🌿 **儿童玩具车**。儿童玩具车的危险性在于很多玩具车的链条没有完全密封，因此容易搅到宝宝的头发、鞋带等较长的东西；坐椅不够安全，甚至没有安全带，无法很好地固定宝宝，容易导致宝宝跌落受伤。家长应在旁边监护，要在平坦的安全地面行驶，切不可驶入公共交通道路。

🌿 **音乐玩具**。危险的音乐玩具应该从三个方面进行甄别：音乐声音分贝的大小、音响是否过于躁动、玩具用电池固定是否可靠（防宝宝吞食）。

🌿 **毛绒玩具**。毛绒玩具的填充物不合格，是一个很大的隐患。宝宝很有可能产生诸如呼吸道感染等疾病，严重的还会引起支气管痉挛、咳嗽甚至哮喘等，部分宝宝会出现湿疹等皮肤过敏现象。

此外，一些毛绒玩具的眼睛、鼻子、扣子等，经常会出现划伤宝宝皮肤，或者不慎被宝宝吞咽到肚子里的危险情况。

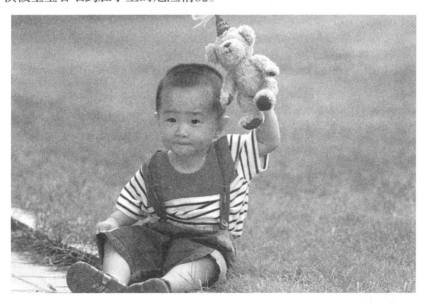

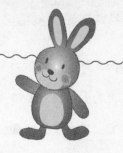

宝宝被宠物咬伤怎么办?

伤情1:宝宝被宠物轻微咬到,但皮肤未破。

处理方式: 先安抚受惊吓的宝宝,即刻用大量清水冲洗被咬处,然后使用无刺激性或者刺激性较小的肥皂洗净被咬处。如果宝宝还伴有瘙痒等异常情况,应去医院及时就诊。

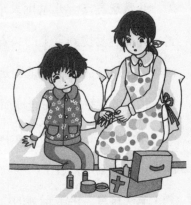

预防措施: 尽量让宝宝与宠物保持一定距离,在宝宝与宠物玩耍时一定要有大人在一旁看护。

伤情2:宝宝被宠物咬破一般皮肤。

处理方式: 首先在第一时间用肥皂水冲洗伤口,一般要在半小时左右,然后再用清水冲洗,把含病毒的唾液、血水冲掉,能挤压的地方,边冲水边往伤口外挤。冲完后,马上用75%的酒精或碘酒擦伤口内外,尽可能杀死狂犬病毒,擦拭过程中安抚宝宝停止哭闹,让宝宝安静下来,消除对宠物的恐惧心理。由于宝宝被宠物咬破皮肤,动物的口腔有很多细菌,所以一定要尽快到医院进行及时治疗,并请教医生是否注射狂犬病和破伤风疫苗。

预防措施: 宠物与宝宝逗乐时,一定要有大人在一旁指导宝宝哪些动作千万不能做。

伤情3:宝宝耳朵被咬。

处理方式: 由于宝宝的身高等原因,有的时候宠物可能咬到宝宝的耳朵,一旦发现宝宝耳朵被咬,应尽快看看与耳朵周围相连的血管以及脸部有无牵连受伤。还要看宠物的唾液是否流进宝宝耳朵里边，如果有，尽快让宝宝斜侧身体把耳朵内宠物唾液控出。

预防措施：尽量不要让中型、大型宠物太靠近宝宝。

🍃 **伤情 4：被咬掉手指。**

处理方式：由于这是被宠物咬伤当中最为严重也是最为可怕的，情况严重者可造成重度感染或身体留下终身缺陷。被狗或猫咬的伤口往往外口小，里面深，这就需要冲洗时尽量把伤口扩大，让其充分暴露，并用力挤压伤口周围软组织，而且冲洗的水量要大，水流要急，最好是对着自来水龙头急水冲洗。除了个别伤口大，又伤及血管需要止血，一般不上任何药物，也不要包扎伤口，并保留好被咬下的手指，立即送医院，让医师根据伤情，决定如何把手指接上。

预防措施：避免宝宝与大型且攻击性较强的宠物接触。千万不能让宝宝和宠物玩耍时手中带有宠物的食物，因为多数宠物还是会有护食、抢食情况出现。

🎵 **宝宝被宠物抓伤怎么办？**

🍃 **伤情 1：被鸟啄伤手指。**

处理方式：由于很多作为宠物的鸟的嘴很尖锐，所以伤口一般都较深，因此在进行消毒时一定要彻底，如果宝宝伤势严重，消毒后仍然应该去医院做进一步检查。

预防措施：不要让宝宝在近处逗鸟或者将手指伸进鸟笼中，不要接触攻击性较强的鸟类或者陌生人豢养的宠物鸟。

伤情2：隔着衣服被猫抓。

处理方式：应该先褪去衣服看宝宝有没有受伤，一般来说，这种情况不会对宝宝造成很大伤害，但是会给宝宝产生惊吓以及带来不良心理影响。如果发现宝宝身体有伤痕，应该马上按压伤口止血，然后就医。

预防措施：在春天，最好不要让宝宝与猫一起玩耍，因为春天很多动物正处于发情期，宠物在这个时候攻击性较强。

伤情3：被猫直接挠伤。

处理方式：被猫挠伤后，应及时用刺激性较小的肥皂水为宝宝冲洗伤口，然后到医院进行伤口治疗并注射狂犬病疫苗。

预防措施：在宝宝与宠物玩耍时，最好给宝宝脚上加一层覆盖物，这样即使遇到宠物抓到宝宝的情况，也不会对宝宝造成很大伤害。

宝宝被宠物扑倒怎么办？

伤情1：受到惊吓，没有受伤。

处理方式：宝宝受到了很大的惊吓，神情可能有短暂的呆滞，之后会放声大哭。家长这时候一定要给宝宝适当的安慰，必要的时候可以试着打骂一下闯祸的宠物，一定消除宠物惊吓给宝宝带来的阴影。

预防措施：家长平时可以多和宝宝在一起看《动物世界》，在看的时候给宝宝讲解一些动物的习性，让他慢慢了解各种动物的特征。平常可以带宝宝去接近一些温驯的动物，比如，兔子，鼓励宝宝去摸摸它们，喂它们食物，看它们玩耍（但切记要注意安全）。

🌿 **伤情 2：被宠物扑倒摔伤头部。**

处理方式：宝宝被宠物扑倒时，很可能仰面摔倒在地，这时候家长首先要查看宝宝的头部是不是受伤了，如果头部流血了，家长应先打急救电话，然后用干净的手帕按住宝宝的伤口，呼唤宝宝看是否有反应，不要轻易移动宝宝的身体，等待救护车到来送宝宝进行急救。

预防措施：宝宝和宠物在一起玩耍时，不要让宝宝去一些比较坚硬的地面或者有棱角的地面，防止宝宝摔伤或者碰伤。家长可以在宝宝玩耍的地方铺上一层垫子。

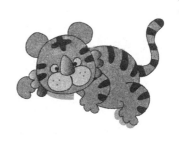

🌿 **伤情 3：被宠物扑倒扭伤脚。**

处理方式：被宠物扑倒的时候，宝宝可能扭伤脚，这时候要把宝宝扭伤的脚垫高，不要让伤脚活动。为了减轻宝宝扭伤的脚肿胀，可以先用冷水或冰块敷几分钟，然后，用干净的手帕或消毒的绷带扎紧扭伤部位，这样做可以保护和固定受伤关节，也可以帮助减轻肿胀。妈妈切不可轻易为宝宝扭伤的脚进行按摩，这样有可能造成更严重的肿胀。

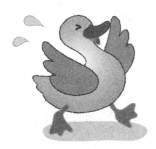

预防措施：避免让宝宝和一些体形比较大的宠物接触，宝宝在和宠物玩耍的时候，家长要在旁边照看好宝宝。

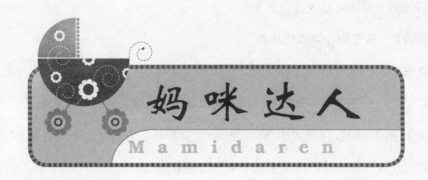

妈咪达人

Mamidaren

♪ 如何调节产后心理，预防产后忧郁？

　　产后抑郁症是由生理、心理、社会等多方面因素作用而产生的情感性精神病。一般在产后 3 天发生，表现为眼泪汪汪、情绪不稳定、好发脾气、食欲不振、失眠、压抑，甚至有离婚或轻生的念头。因这种现象多不经治疗持续数天可自愈，所以很少被人注意和前去就医。

如何调节产妇的情绪？

　　产妇及其家属应积极参加产前及孕期保健学习班，了解产妇产褥期这一特殊的生理变化，体谅产妇的异常情绪。产妇认识到产褥期变化对情绪的影响，做到心中有数，充分做好当妈妈后的生理及心理准备。

　　产妇要学会自我调节，自我克制。可以试着从可爱的宝宝身上寻找乐趣。

　　丈夫及其家人必须对产妇给予照顾和关怀，特别是丈夫应加倍关怀爱护妻子，拿出较多的时间陪伴在妻子的身旁，以亲切温和的态度与妻子交谈，以减轻女性生理上的痛苦。同时，帮助处理家务或照顾宝宝，让产妇在分娩后处于最佳心理状态，使产妇身心早日得到康复，让宝宝健康快乐地成长。

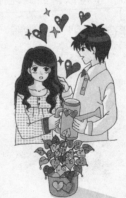

产后伤口如何护理?

🌿 自然分娩。

（1）要保持外阴清洁，自分娩第二天起用 10% 的洁尔阴液冲洗外阴，或用 10% 洁尔阴擦洗外阴，每天两次直到拆线。如感到外阴伤口肿胀、疼痛，要及时就医，一般可用 95% 酒精纱布湿敷或 50% 硫酸镁热敷。

（2）保持大小便通畅，便后要冲洗外阴和肛门。勤换卫生垫，勤换内衣。

（3）平时睡眠或卧床时，最好侧卧于无会阴伤口的一侧，以减少恶露流入会阴伤口的机会。

TIPS

不管是侧切伤还是撕裂伤，因为生理结构的原因，会阴部难以保证无菌的条件，随时都有可能感染，所以术后的清洁工作十分重要。

🌿 剖宫产。

（1）鼓励新妈妈在手术后多散步。散步能帮助新妈妈尽快恢复胃肠系统功能。

（2）每天一定要查看腹部切口，并给伤口消毒。

（3）在手术后 1 周内，每天测量两次体温（如果新妈妈自我感觉身体不适，应增加测量体温次数）。

（4）避免腹部切口沾湿，新妈妈可用湿毛巾擦浴，恶露未排干净之前一定要禁止盆浴。

TIPS

出院时，医生会在新妈妈的伤口上贴一块敷料包。这块敷料包最多只能贴3天，到时候一定要撕掉。很多新妈妈怕伤口暴露在外面会引起摩擦，其实只要穿上生宝宝前的孕妇内裤，就能盖住伤口了。另外，现在缝合伤口的多是羊肠线，万一遇到线头外露的情况，妈妈可别用剪刀去剪，也别试着去抽，等产后42天复查时，让医生来解决。

产后如何补充营养?

在饮食上，产妇也不应该吃得太精细，因为食物做得太精细，一是可能造成营养丢失，二是一味吃细粮以及鸡蛋牛奶等太精细的食物，很容易导致产妇便秘。因此，在保证一定量粮食的基础上，要粗细粮结合吃，多吃一些富含纤维的食物，因为粗粮中的粗纤维可以降低胆固醇；而蔬菜中的纤维可以促进肠道蠕动，不仅有利消化，还可以防止便秘。

此外，要保证产妇的营养全面，正常饮食就可以了。如果想要产妇奶水充足，可以稍多吃些奶类食物和蛋白质丰富的食物，但千万不能忽略了新鲜蔬菜和水果。另外，通过喝鱼汤来下奶的产妇，也不能光喝汤而不吃鱼肉，要知道汤里的营养毕竟有限，而鱼肉里的胶质纤维比较丰富，还能促进肠道蠕动。

另外，虽然我国一直有吃鸡蛋下奶的习惯，但医学研究表明，分娩后数小时内产妇最好不要吃鸡蛋。因为在分娩过程中产妇体力消耗较大，出汗

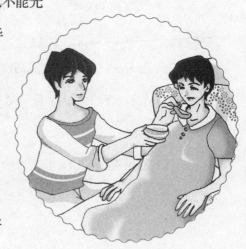

多，体液不足，消化能力也会下降。若分娩后立即吃鸡蛋就很难消化，这会增加胃肠负担。因此，在分娩后数小时内，应吃半流质或流质食物。建议喝些红糖水，因为红糖中的营养成分更高，有较丰富的矿物质和微量元素等。

产后小食谱

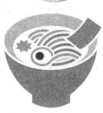

1．猪肝适合在早上、中午食用。

2．鸡蛋蛋黄中的铁质对贫血的产妇有疗效。

3．莲藕排骨汤可治疗坐月子期间的贫血症状，莲藕具有缓和神经紧张的作用。

4．干贝有稳定情绪作用，可治疗产后忧郁症。

5．红萝卜含丰富的维生素A、维生素B、维生素C，是产妇的最佳菜肴。

6．猪腰有强化肾脏、促进体内新陈代谢、恢复子宫机能、治疗腰酸背痛等功效。

7．芝麻含钙高，多吃可预防产后钙质的流失及便秘。

8．猪蹄能补血通乳，可治疗产后缺乳症。

9．花生能养血止血，可治疗贫血出血症，具有滋养作用。

10．西芹纤维质高，多吃可预防产妇便秘。

11．糯米性味甘平，补中益气。

12．黑豆含有丰富的植物性蛋白质及维生素A、维生素B、维生素C，对脚气浮肿、腹部和身体肌肉松弛者也有改善功效。

13．海参是零胆固醇的食品，蛋白质高，适合产后虚弱、消瘦乏力、肾虚水肿及黄疸者食用。

14．猪心有强化心脏的功能。

15．海鱼含钙丰富，适合产妇食用。

 ## 乳头破裂时如何母乳喂养？

乳头破裂多半是因为喂奶过程中哺喂姿势不正确引起的。哺喂时一定要将乳头和乳晕一起放入宝宝的口中，特别是乳头凹陷刚刚纠正的妈妈，娇嫩的乳头表面被宝宝频繁地吸吮和湿润的口腔浸泡,很容易发生乳头破裂。一旦乳头裂伤,喂奶时疼痛难忍,甚至可能出血。而且破裂的乳头易被细菌侵入,引起乳腺炎。这样一来,许多妈妈就会丧失母乳喂养的信心。

因此,要学会正确的哺乳姿势,每次喂奶时可先喂没有破裂的乳房,后喂破裂的。也可将乳汁挤在消毒奶瓶中,再喂宝宝。每次哺乳前要做乳房按摩,用温开水清洗乳房,哺乳后可挤出一滴乳汁涂在破裂乳头的表面,或用熟的植物油涂抹(将花生油开锅后置于干净的小瓶内,用时以棉签涂乳头),可使破裂乳头很快愈合。

患乳腺炎时如何母乳喂养?

发生乳腺炎的主要原因是乳腺导管不通畅,乳汁郁积,从而引起细菌侵袭导致感染。当有乳房肿胀、乳核形成时,仍可让宝宝继续吃奶,因为宝宝的有力吸吮可以起到疏通乳腺导管的作用。

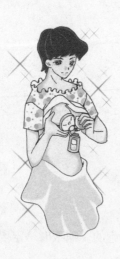

每次喂奶时,应先吸患侧,再吸健侧。如果炎症很厉害,甚至发生脓肿时,可暂停哺乳,应将乳汁挤出或用吸奶器吸出,经消毒后仍可喂给宝宝。在选择使用抗生素时,一定要选用那些不经乳汁排泄,对宝宝无害的药。实际上只要您认真坚持母乳喂养,那么乳腺炎的发生会大大降低。一旦发生乳腺炎也不必轻易回奶,而应请医生诊治,继续哺乳。

♪ 上班后的妈妈如何哺乳？

随身携带一到两个哺乳文胸或防溢乳垫，可以防止上班时溢乳等尴尬情形出现。

随身携带吸奶器，方便随时吸出母乳，储存起来按时按量给宝宝食用。建议使用电动吸奶器，吸奶时更加省时方便。有些妈妈习惯在前一天预先挤出母乳留给宝宝隔天食用。有些妈妈也会在上班期间的休息或午餐时间把奶挤出来，放在冰箱里保存起来，下班的时候带回家。如果没有固定的时间段挤奶，那么任意觉得方便的时间都可以，不必因此受到困扰。

在公司挤奶的时候，如果没有母婴哺育室，就要自己开辟一个既卫生又不受干扰的空间了，如会议室、单独的办公室等空间。

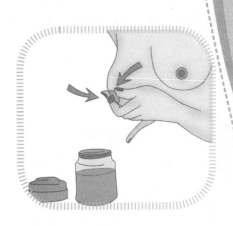

工作压力太大很可能影响到妈妈乳汁的分泌量。此时，妈妈不必太过强求纯母乳喂养。如果妈妈分泌的乳汁不能满足宝宝每日的摄取量，就必须适量地为宝宝补充配方奶。

《女职工劳动保护规定》里有相关规定：有不满 1 周岁宝宝的女职工，其所在单位应当在每班劳动时间内给予其两次哺乳（含人工喂养）时间，每次 30 分钟。这条规定保障了妈妈可以在工作时间有两次哺乳时间。但我们建议，在你如此做之前还是需要先把自身的情况向上司说明，以免被不知情的上司指责"总在上班时间失踪"了。

可以用微波炉给宝宝热奶吗?

虽然微波炉可以快速加热食物,但不推荐用它来加热奶瓶。用微波炉热奶时,奶瓶可能摸起来是凉的,但是其中的液体可能已经非常烫,会烫伤宝宝的口腔和喉咙。而且,在密闭容器中的液体膨胀可能造成爆炸。

无论对于挤出的母乳还是喝剩下的配方奶来说,微波炉快速加热都会导致一些维生素、保护因子等被破坏或造成奶粉成分的轻微改变,这些都对宝宝的健康不利。

正确的方式是:控制好奶的温度。宝宝的奶粉适宜用50℃~60℃的温开水冲泡,太热会破坏奶粉的营养成分;每次吃剩下的奶一定要倒掉,不能留到下一餐再吃,因为牛奶很容易会成为细菌培养基,可导致宝宝腹泻。

 断奶后如何回奶?

如果有乳汁淤积的情况存在,用热毛巾热敷3~5分钟,后按摩淤积之处,并用手指将奶汁挤向乳晕和乳头处。然后用吸奶器吸出即可。

回奶的方法有:

自然回奶法。若欲退奶,可穿合身或较紧的胸罩,来抑制乳汁分泌;减少宝宝吸吮母奶的次数和数量或不再让宝宝吸吮母奶;少吃蛋白质含量丰富的食物。

食物回奶法。炒麦芽60克,加红糖适量,放锅内加水煮开,去渣饮用,每日1次,连服1~2周。

药物回奶。对于乳汁较丰富或想快速回奶的哺乳者,可采取此种方式。可在医生指导下打回奶针，吃回奶的中、西药等。

 怎样对付妊娠纹和妊娠斑?

妊娠纹是由于孕期腹部、乳房、大腿等部位比怀孕前明显增大，导致这些部位皮肤变薄、弹力纤维断裂，露出了皮下血管的颜色所形成。一般发生在孕中、晚期。是一种生理变化，一经出现，不能消褪，但不损害健康。

妊娠斑是由于孕期内分泌的变化，引起某些部位皮肤的色素沉着。产后会慢慢减轻或消失。日光的照射会加重妊娠斑的颜色，因此，孕期应注意避免日光的直射。可选用对皮肤刺激小的护肤品，不宜浓妆艳抹。

减轻妊娠斑和妊娠纹的方法：

怀孕前注意皮肤护理和体育运动，良好的皮肤弹性基础有利于承受孕期的变化；怀孕期间，避免体重增加太快，一般不要超过 10～12 千克；从怀孕开始，沐浴后在可能发生妊娠纹的部位涂上保护油脂；沐浴时，坚持用冷水和热水交替冲洗相应部位，促进局部血液循环。

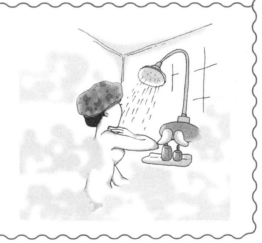

 如何正确挤奶?

手工挤奶。妈妈先要洗净双手，最好能够以舒适的姿势坐下，然后将奶瓶或其他容器放在靠近乳房的位置，将拇指置于乳头和乳晕上方，食指放在乳头下方，其他手指托住乳房，然后用拇指和食指分别向胸壁方向挤压。

热瓶挤奶。有些妈妈在乳房肿胀时，由于乳头紧绷，手工挤奶十分困难，此时便可采用此法。取一个瓶口直径大于2厘米的干净水瓶，在瓶内倒满开水，待水瓶发热后将水倒掉，用干净毛巾包好水瓶，将瓶口放入冷水中冷却一下，然后套在乳头上。

TIPS 注意：手指一定要固定好，不可来回滑动。刚开始挤奶可能比较困难，在重复此动作数次以后，乳汁便可挤出。

使用吸奶器。吸奶器是一种非常方便的挤奶工具，使用之前应先将吸奶器清洗并消毒，同时用力挤出吸奶器后半部的橡皮球内的空气，使吸奶器呈负压状态。然后将吸奶器的广口罩在乳头周围的皮肤上，并且固定好，防止漏气。最后慢慢放松橡皮球，乳汁便可流入吸奶器的容器内。待没有压力时，再重复挤压橡皮球即可。

TIPS 注意：不可漏气。数分钟后，由于瓶内形成负压，乳头便会被吸进瓶内。挤出乳汁。待乳汁停止流出时，用手轻轻压迫瓶口周围的皮肤，即可将瓶取下。

妈妈挤奶时应当自己动手，尤其是采用手工挤奶时，别人帮忙不仅有可能引起疼痛，还容易抑制哺乳反射，若是过于用力还会造成乳房损伤。另外，妈妈挤奶应控制在合适的时间内，防止大量挤出乳汁导致泌乳不足，影响母乳喂养的过程。一般来说，每次挤奶的时间以不超过20分钟为宜。同时要注意两侧的乳房轮流进行，比如，左侧乳房先挤5分钟，然后换右侧的，如此反复交替，能够增加挤出的乳量，保证每天的泌乳量。

如何预防和处理胀奶?

预防产后奶胀,应让宝宝尽早吸吮,在出生 30 分钟开始哺喂母乳,可让宝宝及早吸到初乳,同时也可使喷乳反射早点产生,这样可使乳汁分泌增多,且勤哺喂(每 2 ~ 3 小时 1 次),可使乳腺管通畅,较不易发生奶胀。

已经有奶胀状况的妈妈应增加哺乳次数,防止乳房损伤。正确的处理方法是:

🌿 **喂哺前**。用湿热毛巾敷乳房 3~5 分钟,随之柔和地按摩、拍打乳房数次,手以 C 形握住乳房,先往胸壁压,再以大拇指或食指压住乳晕,挤出部分乳汁使乳晕软化,以便使宝宝正确地含吮乳头和大部分乳晕,使宝宝充分有效地吸吮。

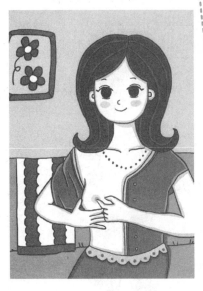

🌿 **喂哺时**。先喂奶胀明显的一侧,因为饥饿的宝宝吸吮力最强,利于吸通乳腺管。当宝宝不能有效地吸吮或宝宝一点都不肯吸奶时,要帮助妈妈将乳汁挤出,可以将挤出的乳汁用杯子喂宝宝。如果乳房很痛,可用吸奶器吸出乳汁使乳房舒服至肿胀消失为止。

建议

产后补充营养并不是多多益善,帮助下奶的鱼汤、肉汤一定要根据乳汁分泌的多少适量饮用。因为有些新妈妈在开始分泌乳汁时乳腺管尚未通畅,而新生儿吸吮能力弱,若大量分泌乳汁容易造成乳汁淤积,乳房胀奶结块,导致乳腺炎,给新妈妈带来痛苦。所以产后进食下奶的食物一定要适量。

哺乳的同时按摩乳房利于淤积乳汁的排出。

吸吮一侧乳房时，若另一侧乳房流出乳汁，勿人为阻塞该侧乳汁的流出，以减轻其乳胀感。

 乳头扁平或乳头凹陷时如何哺乳？

在产后30分钟内第一次哺乳开始，在每次喂哺前及喂哺间隔采取以下方法可纠正乳头扁平或乳头凹陷。

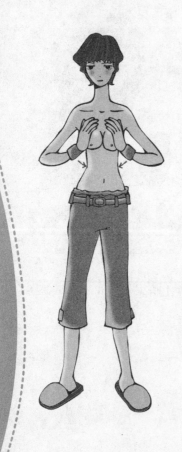

哺乳前湿热敷乳房3～5分钟，同时按摩乳房以刺激排乳反射，挤出一些乳汁使乳头变软，继而捻转乳头引起立乳反射。

宝宝饥饿时先吸扁平或凹陷明显的一侧乳头，此时宝宝的吸吮力强，易吸出乳头及大部分乳晕。哺乳结束可继续在两次哺乳间隙配戴乳头罩，此外喂哺时注意掌握正确的哺乳姿势。

可进行乳头伸展练习。将两个拇指平行放在乳头两侧，慢慢由乳头向两侧方向拉开，牵拉乳晕皮肤及皮下组织，使乳头向外突出，然后将两拇指分别放在乳头上下侧，由乳头向上下纵形拉开。以上步骤重复多次，每次练习持续5分钟，使乳头突出，再用食指和拇指捏住乳头轻轻向外牵拉数次。

TIPS

在宝宝未吸吮成功时，切忌用橡胶乳头，以免引起乳头错觉，给吸吮成功带来更大的困难。可用吸乳器抽吸或手工挤奶的方法挤出乳汁；用小匙喂，但在喂前必须让宝宝吸吮妈妈乳头，确实不能吸吮成功，方可用小匙喂奶，同时继续纠正乳头并训练宝宝吸吮乳头的口腔运动。

🎵 哺乳期如何做乳房保健?

🍃 **多吸患侧乳房**。如果一侧乳房有乳腺小结，应让宝宝多吸患侧乳房，这样做可以促进乳房疾病的好转。

🍃 **正确挤奶**。学会正确的挤奶方法，以免造成乳房的损伤。

🍃 **戴适宜的胸罩**。哺乳期间，妈妈应戴上合适的棉质胸罩，托起乳房以改善乳房的血液循环，减少乳房的下坠。

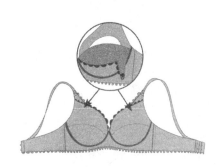

🍃 **乳房的锻炼**。哺乳期间，妈妈最好每天用温水清洗乳房 1~2 次；每天坚持做胸前肌肉的运动，如俯卧撑、扩胸等，可以加强前胸部肌肉的力量，从而增强对乳房的支撑。

哺乳前揉一揉乳房或用热毛巾敷一下乳房，有利刺激排乳，可以避免宝宝过长时间的吸吮；哺乳前不能用肥皂、酒精等刺激性强的东西擦乳头，以免乳头被损伤。

哺乳时一定要将乳头及乳晕的大部分放入宝宝口腔中，这样吸吮对妈妈乳房的牵扯较小，宝宝也容易很快吃饱。

结束前要用食指轻轻地压宝宝的下颏，让宝宝自然地吐出乳头，千万不要硬拽乳头，反复硬拽可引起乳头或乳房的损伤。

哺乳后可用少许自己的乳汁涂抹在乳头上，由于人乳有丰富的蛋白质，可对乳头起到保护作用。

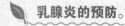

如何预防和治疗乳腺炎？

乳腺炎的预防。

（1）避免乳汁淤积。

（2）防止乳头损伤，有损伤时要及时治疗。

（3）不要给宝宝养成含乳头睡觉的习惯。

乳腺炎的治疗。

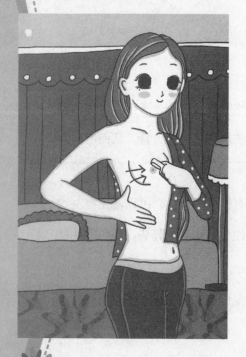

（1）促进乳汁排空：当感到乳房疼痛、肿胀甚至局部皮肤发红时，要勤给宝宝喂奶，让宝宝尽量把乳房里的乳汁吃干净，必要时可用抽吸的方法排空乳房。当炎症加重，皮肤水肿，硬而发烫，呈紫蓝色，乳头水肿。腋窝处有肿痛的硬结，以致手臂不能靠到躯干，这是副乳腺泌乳过度所致。应用手法挤奶，每天7~8次，每次尽量将乳汁排空，可用油木梳背部向乳头方向轻轻按摩以疏通乳腺，必要时可请外科医生帮助推拿，这是治疗早期乳腺炎，防止炎症进一步发展的最有效的措施。

（2）局部理疗和热敷：可用理疗或用热毛巾热敷，每次 20 ~ 30 分钟，每天 3~4 次，对早期炎症有效。

（3）应用抗生素：在上述方法无效时，应及时加用青霉素或其他抗生素，肌内注射或静脉点滴均可（需在医生指导下用药）。

（4）中药治疗：将仙人掌捣碎后，敷在乳房炎块处，外面敷上干净的纱布，每天换 1~2 次，2~3 天可见效。

乳腺局部化脓时的治疗方法。

（1）让宝宝只吃健康一侧乳房的母乳。

（2）a 必须到外科治疗，将局部的脓肿切开引流，坚持换药，促进尽快愈合。

（3）配合理疗，促进局部血液循环，促进伤口愈合。

（4）结合中医药治疗。

怎样哄宝宝入睡？

0~1 岁的宝宝比较容易入睡，通常饿了就吃，困了就睡。但是，如果妈妈是按照比较严格的时间表来照顾宝宝的，按时喂奶，按时睡觉，就可能需要花时间来帮助宝宝入睡了。这个年龄段，轻轻摇晃是比较有用的助眠方法。在妈妈的怀抱里，或在摇篮里，一边摇晃，一边唱歌，宝宝挺受用的。

给宝宝吃饱一些，也更容易入睡。临睡前喂奶是比较可靠的帮助宝宝入睡的方法。音乐对某些宝宝是有效的。有时由妈妈以外的人照料，宝宝也可能更容易入睡。

怎样平衡育儿和工作的关系？

不少新妈妈在产假结束上班一段时间后渐渐发现，很多时候并不是宝宝离不开妈妈，而是妈妈离不开宝宝。在心理上，新妈妈和小宝宝最初分离确实是很痛苦的。妈妈应该做的是尽量缩小而不是放大这种痛苦。对重返职场的妈妈来说，心理上的自我调试很重要，要用理智说服自己。

新妈妈重返职场以后，也需要给自己重新定位。因为宝宝必须占据妈妈相当的时间和精力，如果妈妈对自己要求过高，势必会产生很大的焦虑，身体上和心理上的压力都会过大，放松一些，对自己好一些，可能做得更好。放下架子，把自己当做新人，视人事变动为正常现象，这样更有利于学习，尽快适应新环境。

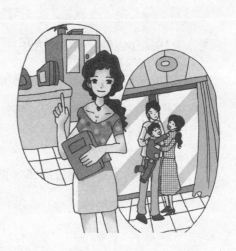

 ## 怎样和宝宝亲密交流？

在觉醒状态下与宝宝眼对眼的注视是互相交往的开始。当妈妈抱起宝宝面对面注视时，可以用温柔的语言和宝宝在注视中亲切地交流。在与宝宝眼对眼注视时，最佳距离为 20 ~ 30 厘米。妈妈还可以一边说话，一边慢慢移动自己的面部，让宝宝的头和眼睛随你而转动。

不失时机地与宝宝交谈，传递亲人的声音。每次给宝宝喂奶、换尿布、洗澡时，妈妈都要抓紧时机与宝宝谈话，把爱意通过语言传递给宝宝。

🍃 **肌肤相亲，温柔抚触是一种爱的交流**。哺乳时尽量与宝宝肌肤相亲，使宝宝感受到妈妈的怀抱是他最安全的场所。家长轻轻抚摸宝宝的小手，传递爱意的同时还能让宝宝感受到皮肤的触觉，有利于宝宝的抓握反射，提高灵敏度。

🍃 **用丰富的表情刺激，让宝宝进行模仿**。宝宝出生后，对人脸表现出明显的兴趣，而且宝宝具有天生的模仿能力，如果这时你对着他微笑，宝宝也会露出浅浅的微笑来呼应你，这种交流能够促进宝宝的模仿能力和学习能力的提高。

🍃 **新生儿的成长需要爸爸的参与**。在与宝宝的交往中，爸爸更爱在嬉玩中与宝宝交流。父亲一定要抽出时间与宝宝亲密接触一下，通过接触照顾宝宝，爸爸才会真正感受到宝宝和自己的亲密程度，宝宝与自己是联系在一起的，惊人的感情共鸣会渗透在父子之间。

TIPS

宝宝行为、感情的发育发展需要父母共同来关怀和诱导，新手家长要学会用心养育自己的宝宝，用自己的爱心与耐心与宝宝进行情感交流，进行早期智力开发和行为锻炼，培育出聪明和健康的宝宝。

♪ 产后失眠如何调节?

🍃 **治疗失眠不能依赖药物**。应该注意消除引起失眠的原因，力求心理平衡，结合体疗改善体质，效果将会更好。

🍃 **劳逸适度，改变不良生活习惯。**戒烟、酒，饮食清淡而富含蛋白质、维生素、忌辛辣刺激食品。增加卵磷脂类保健食品，有很好的调节神经功能方面的作用，有助于改善睡眠。

🍃 **睡前半小时不再用脑。**在安宁的环境中听听柔和优美的音乐。难以入睡者还可以作一些外出散步之类的松散活动。

🍃 **定时上床。**上床前以40℃～50℃温水洗脚后，搓搓脚底片刻。冬天更应该将脚部搓至温热。

🍃 **忌用热性补药。**如鹿茸、人参、附子等。

🍃 **晚餐不要过饱。**睡前不饮茶和咖啡等刺激性饮料，喝一杯牛奶或吃一点甜食，有助于提高睡眠质量。

🍃 **清早迎着太阳活动。**锻炼半小时左右，有助于体内生物钟的调整。

产后脱发怎么办？

🍃 **注意洗发、干发的技巧：**

洗发。要选用适合自身头发的洗发露。

洗时将适量洗发露倒入掌心加水轻搓，起泡沫后才接触头皮和头发。

双手接触头发时不要过分用力搓擦头发，因为湿发脆弱易受损伤。

若能顺头发自然下垂姿势洗发则更佳。

洗完后一般加用护发素，必要时加用滋润素。

干发。

湿发脆弱易损、故干发时宜用干毛巾按压拍干，不宜用毛巾搓擦。

电吹风的高热对头发有损伤作用，使用时吹风温度宜低不宜高，还在滴水和已经干燥了的头发都不宜吹风烘干。

最好让头发自然干燥。

🌿 正确梳理头发：

选用宽齿木质或角质梳，不用易产生静电的塑料梳。

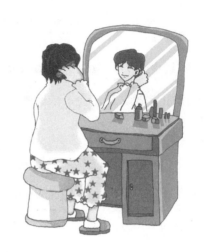

顺头发自然下垂方向分段梳理。分段是指先梳理远端发梢段，最后梳理近端发根附近头发，并能解除纠缠。

🌿 注意饮食。

产后脱发主要是一个内分泌变化的过程，盲目进补，造成体内热量过剩，反而有害健康，但食用以下食物会有利于长发。

绿色蔬菜。绿色蔬菜中的碱性无机盐含量高，可中和体内不利于头发生长的酸性物质，并使之成为无毒性物质排出体外。可选食冬瓜、萝卜、大白菜、菠菜、藕等，黄豆制品、香菇、黑木耳、猴头菇等也有益。

水果。如樱桃、苹果、大枣等。

动物性蛋白质。鱼、家禽、瘦猪肉含丰富的蛋白质，但不宜过量食用，因它们属酸性物质，血液呈酸性状态，将妨碍皮肤和头发的健美。

进食易消化的高蛋白质、低脂肪、高维生素和富含铁质的食物。

除此之外，还应注意保持乐观情绪，适当进行体育锻炼，避免暴晒等。

产后视力问题如何应对?

视力模糊。

产时过度用力,造成眼球结膜充血,眼睛屈光度改变,会造成头晕、眼花,视物模糊。

对策: 一般可以逐渐自然恢复,可在恢复期间使用一些氯霉素眼药水。

眼干涩。

近视。

近视眼的准妈妈,在怀孕及生产后近视程度可能略微加剧,应定期检查视力,如果发现以前的眼镜不合适了,千万不要凑合着用。

对策: 配一副舒适的"临时眼镜"对产后眼睛的保健尤为重要。

新妈妈在妊娠、分娩过程中体力和精力的消耗都很大,大多会不同程度地出现气血两亏、肝肾两虚的现象,个别新妈妈还会因为产后失血过多而造成贫血,这些情况对视力都会带来很大影响。哺乳期妇女体内 B 族维生素缺乏及血浆中催乳素含量降低有关。

对策: 新妈妈可适当服用一些调气血的中成药,以及维生素 E、维生素 B_1 等。并注意不要在强光和光线阴暗处看书报,适当休息眼睛,静心养目。

眼花伴头疼。

怀孕晚期,孕妇血压升高,有可能导致眼底毛细血管增生,导致头晕、眼花,有时还会出现眼前"冒金星"的现象,或是感到眼前有小黑点儿移动的现象。

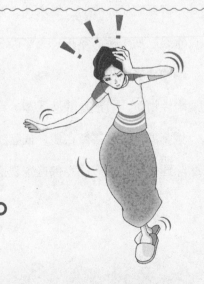

对策：应及时到医院就诊，按医嘱卧床休息，忌盐和盐类调味品，必要时按照医嘱服用降压药物。有妊高征病史的产妇，在产后最初 72 小时出现的剧烈头痛、眼花或呕吐可能是先兆子痫的症状，因此，在产后也不能放松警惕，子痫严重时可能导致昏迷或失明，是非常危险的产后并发症。

产后眼睛保养小贴士

切忌目不转睛专注地看东西。经常眨眼可减少眼球暴露于空气中的时间，避免泪液蒸发。

吹空调时间不要过长。避免座位上有气流吹过，并在座位附近放置茶水，以增加周边的湿度。

多吃各种水果。特别是柑橘类水果，还应多吃绿色蔬菜、粮食、鱼和鸡蛋。多喝水对减轻眼睛干燥也有帮助。

保持良好的生活习惯。睡眠充足，不熬夜。

尽量佩戴框架眼镜。在电脑前佩戴隐形眼镜的人，也最好使用透氧程度高的品种。

经常观察。如果出现眼睛发红，有灼伤或有异物感，眼皮沉重，甚至出现眼球胀痛或头痛，休息后仍无明显好转，就需要上医院了。

产后瑜伽怎么做?

建议在坐月子期间就要开始做产后恢复瑜伽，产后瑜伽是促进女性骨盆腔血液循环的一项运动，无论是剖宫产还是自然生产，在这个期间都可以根据个人的体质和伤口愈合情况来逐渐开始做练习。产后恢复瑜伽体位法中的许多动作有塑形和保护内脏及柔软肌肉，增加弹性的效果。

第一招，腹式呼吸法。首先，平躺在床上，双脚微微放松并且左右打开，双

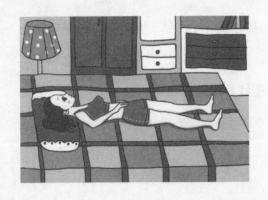

手要置于腹部丹田处，尽量做深呼吸；然后再胸口放松和吸气，腹部凸出，气下丹田后呼气，到腹部凹进的时候，在吸呼来回做数次；最后还原全身放松，并且调息。

🍃 **第二招，脸部按摩法**：开始两手摩擦10次，让自己的脸产生热感；让拇指外的另外四指在嘴角旁相向对齐，然后在轻柔的沿脸颊上下做10次左右的按摩。等待手指移到上方时呼气，在下降的时候再吸气。用食指、中指、无名指按压眼尾部位。在呼气的时候强压6秒左右，放开时吸气，反复做10次。

🍃 **第三招，简易轮式**。首先，平躺在地上，然后做深呼气和吸气。之后双膝弯曲，用自己的双手抓住双脚，呼气和吸气，再让臀部慢慢向上推高，推到极限，呼气，同时将肛门、臀部肌肉缩紧。停留数秒做深呼吸。最后还原调息。

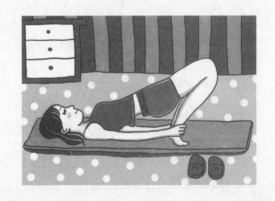

🎵 **产后得了痔疮怎么办？**

痔疮主要是因为怀孕期间子宫增大，压迫下腔静脉，导致静脉回流不畅。另外，很多孕妇会便秘，阴道分娩也会使静脉回流困难加剧，这都是导致产后痔疮的原因。产后发生痔疮怎么办呢？

🌿 **要多喝水，多活动**。便秘就是因为水分不足，多喝水就可以使大便变软，增加肠道的活动。活动也可以增加肠道的蠕动。

🌿 **要多吃多纤维的食物**。比如，芹菜、香蕉、蜂蜜。保持肛门的清洁，因为有恶露的刺激，总是有血，要及时更换内裤、及时洗澡，可以适当做一些提肛运动，每次 1~2 分钟。

如果已经有便秘，可用开塞露。如果特别严重就得治疗。还可以用高锰酸钾水洗肛门或者坐浴。如果采取以上措施两三个月还不见好，就得去专科医院。

🎵 如何安抚哭闹的宝宝？

🌿 **区别宝宝的哭闹性，采取相应措施。**

饥饿：宝宝常在喂奶后 2~3 小时啼哭，哭声较短，声音不高不低，长短均匀，平坦而富有节律。与此同时可见宝宝转动头部并张开嘴巴左右觅食。吸入奶头后，宝宝立即停止啼哭，吃饱后便可安然入睡。

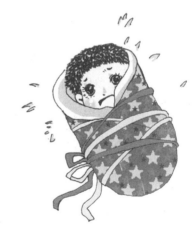

尿布浸湿：常在吃完奶或睡醒后，宝宝的哭声长短不一，高低不均，没有规律，常常边哭边活动小屁股。

烦躁不安或孤独：这种哭泣常在宝宝吃饱入睡前或玩耍前，哭声长短不一，无节奏感，常哭哭停停，断断续续，并且时不时会睁大眼睛左顾右盼。

环境太吵：如果宝宝的哭声里带着烦躁不安的情绪，应该检查一下周围环境是不是过于吵闹，比如，强烈的灯光、嘈杂的声音、搬动物体等，甚至只是摇晃宝宝的幅度太大了。那些比较敏感的宝宝会倾向于有规律的生活，家长应尝试建立一个作息时间表，努力使每天的喂奶、洗澡、散步、睡觉的时间固定下来，这样可以让宝宝更安心。

温度太高或太低：宝宝常在室温高或衣服被子太厚时啼哭，哭声较高，并且四肢乱蹬乱伸，伴有面部及全身出汗，自己蹬开被子后，哭闹即停止。父母可用手去摸摸宝宝的额头、脖子和耳朵等暴露在外面的部位，如果宝宝脖子和耳朵后面有汗，表示太热了，如果这些地方很凉，则需要给宝宝添加衣被。

太疲惫，需要睡觉：疲惫的宝宝会打哈欠、揉眼睛等，如果你没有发现他的这些暗示，还是一相情愿地哄他、逗他、抱他，那可就不妙了，抗议的哭声会更强烈，而且略有颤抖和跳跃，这时最明智的做法是赶紧让周围安静下来，把他放到他熟悉的小床上去，拍拍他，让他尽快入睡。

身体不舒适：宝宝卧位不舒服、衣服过紧、蚊虫叮咬等，此时宝宝的哭声烦躁，皱眉，四肢扭动。处理舒适后即可停止啼哭。如果你听到宝宝突然尖声哭闹，就要马上检查是什么让他不舒服或受伤了。看看是否床栏卡住了他的腿或脚，或者有灰尘迷住了眼睛等。在确认没有问题后，适当地安慰宝宝，等他情绪稳定了再离开。

受到惊吓：宝宝受到惊吓或打击时，哭声高而尖，回声长而短，要迅速找到原因加以处理。

感到疼痛：此时宝宝的哭声无规律性，声音较高且长而有力，多为阵发性，忽缓忽急，不觅食，身体活动没有特异性。这时喂奶不会让宝宝安静，宝宝会吐出奶头继续哭闹。有可能是肠绞痛、胀气、外耳道疖、皮肤感染等，应及时请医生诊断。

病情严重: 此时宝宝的哭声没有规律，声音低沉，短而无力甚至呈呻吟状，同时全身反应淡漠，不吃奶，发热或体温不升高，发现这种情形应及时到医院检查。

生理性啼哭: 宝宝出生后真正成了一家人的宝宝，许多人围在宝宝身边，怕热着、怕冻着、怕撑着，生怕宝宝受到一点点委屈，只要一哭，马上就把宝宝抱起来哄着。时间一长，宝宝根本就不能在床上躺，甚至睡觉也要抱着，使大人和宝宝都休息不好，其实，这对宝宝的身心发育都是不利的。

♪ 如何正确逗弄宝宝?

未满周岁的宝宝极其可爱，总能惹来家人、朋友一番逗弄，当然宝宝也乐得开怀，全家呈现一片祥和景象。但是，不能忽略的是，宝宝毕竟还很脆弱，能否经得住成人的这些游戏呢?

以下逗弄方式应尽量慎用:

抛宝宝。用手托住宝宝的身体，往上抛，在其下落时用双手接住。

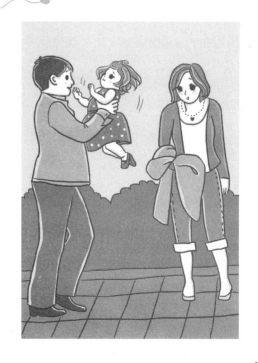

宝宝自上落下，跌落的力量非常大，不仅有可能损伤大人，而且大人手指也有可能戳伤宝宝。如果被戳到要害部位，会引起内伤。更危险的是，一旦未能准确接住宝宝，后果不堪设想。

坐飞机。双手分别抓住宝宝的脖颈和脚腕，用力往上举，同时转圈。会有跌伤宝宝的危险，还有导致脑瘫的危险。因为这种快速旋转，会使宝宝的脑组织与颅骨相撞，损伤脑神经，影响大脑的发育。

转圈子。大人双手抓住宝宝的两只手腕，提起后飞快转圈。会使宝宝转得头晕眼花，放在地上站立不稳，甚至跌伤。有时还因离心力的作用，容易使宝宝的手腕关节脱位。

中弹。让宝宝张开口，向宝宝口内投花生或豆子，投一次吃一粒，这是十分危险的游戏。

拔萝卜。有些大人想试一下宝宝的重量或逗宝宝开心，双手拉住宝宝的手臂提离地面。易扭伤宝宝的手腕关节和肩关节，导致脱臼。

过多逗笑宝宝。适当地逗逗宝宝，既可带来乐趣，也能使宝宝在笑声中健康成长。但是，过分的逗笑却会带来一些不好的后果。宝宝缺乏自我控制能力，如果逗得笑声不断，会造成瞬间窒息、缺氧，引起暂时性脑缺血，有损脑功能，还可能引起口吃。过分张口大笑，容易造成下颌关节脱臼。睡前逗笑，还会影响宝宝入睡。

触摸生殖器。有一些大人喜欢用手去抓摸小男孩的生殖器逗他乐，这种逗乐方式不但不雅观，还对宝宝的健康有不良影响。有可能使宝宝以后出现心理问题，加上宝宝的生殖器和尿道黏膜比较娇嫩，容易受到损伤，大人手上沾染的病菌会侵入宝宝尿道，造成泌尿系统感染。

🍃 **乱捏鼻子**。在日常生活中，有些人看到宝宝的鼻子长得扁，或者想逗宝宝乐，喜欢用手捏宝宝的鼻子，别小看这轻轻的一捏，可能带来意想不到的后果。常捏鼻子会损伤黏膜和血管，降低鼻腔防御功能，容易受到细菌、病毒侵犯而生病。乱捏鼻子会使鼻腔中的分泌物、细菌通过咽鼓管进入中耳，诱发中耳炎。

🍃 **扯宝宝面颊**。宝宝面颊脂肪垫丰满，肌肉张力低，常受刺激易使局部软组织和血管神经受到损伤。此外，如经常受到刺激，腮腺和腮腺管收缩能力会降低，可引起宝宝流涎和腮腺感染。

🎵 你认识宝宝的体态语言吗?

🍃 **瘪嘴啼哭表示需求**。宝宝瘪起小嘴，好像受到委屈，这是啼哭的先兆，接着就是小声到大声的啼哭，这种表情和哭声其实是向成人诉说着他的需求。细心的父母会观察到宝宝不同的哭声，揣摩出宝宝的要求，适时或及时地满足他的需要。

🍃 **牵嘴而笑，表示兴奋愉快**。宝宝笑的形态是突然发出的、短暂而快速，口角牵动，笑容骤现，同时伴随着满目发光，两手晃动，舒展着魅力，接着笑容立即停止，等候大人的鼓励。这时，妈妈应该笑脸相迎，用手轻轻抚摸宝宝的面颊，或在其面、额部亲吻一下，以示鼓励。

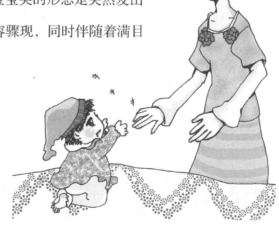

宝宝会以微笑对父母的行为表示满意。宝宝的笑对其身心发展极为有利。

撅嘴、咧嘴，是小便的信号。据研究，男婴通常以撅嘴来表示小便，女婴多以咧嘴或上唇紧合下唇来表示小便。父母若能及时观察，就能摸清宝宝小便的规律，从而加以引导，有利于逐步培养宝宝的自控能力和良好习惯。

红脸横眉，是大便的信号。宝宝先是眉筋突暴，然后脸部发红，目光发呆，有明显的"内急"反应。这是大便的信号。

眼神无光，提醒父母要警惕：若发现宝宝眼神黯然无光，呆滞少神，很可能是身体不适，有疾病的先兆。这时，父母要特别细心地注意宝宝，发现疑问及时去医院检查，及早采取措施。

玩弄舌头、嘴唇吐气泡，表示自己会玩：大多数宝宝在吃饱喝足、换干净尿布，而且没有睡意时，会自得其乐地玩弄自己的嘴唇和舌头、吐气泡、吮手指等，这时，他喜欢独自长时间地玩，成人不要去干扰他。

6个月以后的宝宝，由于感知能力和动作能力的发展与增强，除了用面部表情代替语言来表示自己的意愿之外，还会伴以各种动作和形态的体态语来表达自己的思想感情。

随着月龄的增长，宝宝会有不同的表现：

（1）张开双臂表示欢迎，转头避开表示拒绝。

（2）拍手微笑表示高兴，摇头哭喊表示厌烦。

（3）用手指指点表示要求或示意。

（4）发出声音表示意愿（比如，"嘟嘟"声（表示汽车），"呷呷"声（表示小鸭），以及用简单的单词音来表达自己的意愿）。

哺乳期间妈妈生病了怎么办?

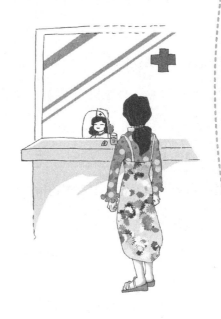

如果妈妈生病了必须要口服药物，请选择在刚喂完奶的时候吃药。这时服药可以给药物充分的时间来循环代谢。一般来说，对乙酰氨基酚（扑热息痛）和非类固醇类抗炎药对孕产妇是安全的，这通常也是医生的首选。不要服用阿司匹林，它可能导致宝宝出现烦躁和皮疹的症状；也不要长期服用抗组胺药物。妈妈服药期间，密切关注宝宝可能出现的任何药物不良反应。特别要注意呼吸困难、皮疹等症状。

患上普通感冒的妈妈，要注意多喝水、多休息，饮食以清淡营养、容易消化为主。如果发烧，则需到医院进行治疗，请医生给予不影响母乳喂养的药物。发高烧时，必要时可暂停母乳喂养，但暂停期间依然要把乳汁挤出来，以保证乳汁持续分泌。患病期间妈妈要戴上口罩，接触宝宝或准备宝宝食物前必须用肥皂洗手。

妈妈的吻也有危害?

 感冒。鼻咽部寄生的细菌或病毒可通过亲吻传染。

🍃 **流行性腮腺炎**。腮腺炎病毒可通过唾液传给宝宝。

🍃 **扁桃体炎**。人的咽喉区平时寄生有多种细菌，当咽喉遭遇葡萄球菌、链球菌等病菌的感染，吻宝宝可致其发病。

🍃 **病毒性肝炎或乙型肝炎表面抗原阳性**。患者的唾液或汗液等会存在病毒，亲吻宝宝可使其受感染。

🍃 **口腔疾病**。牙龈炎、牙髓炎、龋齿等均为常见口腔病，大都因口腔不洁，病原微生物在口腔中繁殖，亲吻可传染给宝宝。

🍃 **嗜烟酒**。嗜烟又酗酒者，"口气"中存在大量的一氧化碳、二氧化碳、氰氢酸、烟焦油、尼古丁等有害物质。烟酒"气息"可损害宝宝的心肺及神经系统。

有些人虽不是宝宝的父母，为了博得主人的喜悦或出于对宝宝的喜爱，总愿在宝宝脸上亲上几下。由于对来客健康状况不明，家长不妨巧妙地"拒绝"陌生人亲吻宝宝。

第二篇

幼儿期（1～2岁）

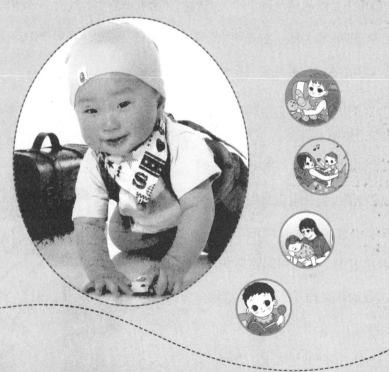

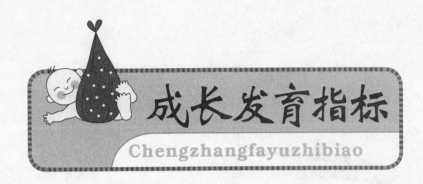

成长发育指标

Chengzhangfayuzhibiao

宝宝何时能独自行走？

1岁后的宝宝是能够独自行走的，当然，开始走步的年龄是有个体差异的。宝宝在开始学走路时会摔跤，这是正常现象。但家长一定要注意宝宝向后仰倒，因此，在宝宝学走路时，要注意安全保护。

学走路的场地最好选择平坦的路面，穿的鞋子也要大小合适，鞋底不能过硬，建议选择布鞋、运动鞋或牛筋底的鞋等。有些宝宝只走两三步，或者不敢自己走，此时，家长可以拉着他，或者用东西牵引他走，等他能走稳了再松手。如果宝宝摔倒了，家长尽量鼓励宝宝自己爬起来，以此锻炼宝宝的坚强意志。

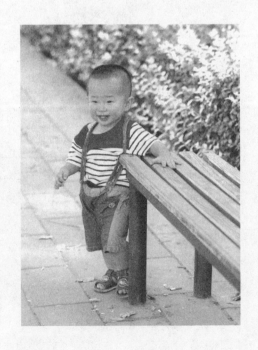

宝宝的前囟门早闭有问题吗？

　　1 岁的宝宝，前囟门已经逐渐闭合了，有的宝宝可能要到 1 岁半左右，这都是正常的。前囟门闭合的早晚，反映着宝宝颅脑的发育情况。若囟门早闭，而头围又明显小于正常值范围，说明宝宝可能患有头小畸形；若囟门晚闭则多见于佝偻病、呆小病或脑积水。有的宝宝虽然囟门早闭，但随着脑的发育，头围依然会继续生长，一般不会影响智力的发育。

　　因此，对于囟门早闭，要具体情况具体分析。建议定期测量宝宝的头围和随访宝宝神经系统发育进程。如果宝宝头围增长速度在正常范围，同时神经精神发育与其年龄相符，即使囟门早闭，也不会影响智力的发育。

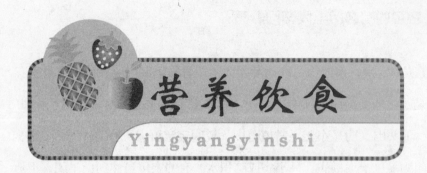

营养饮食
Yingyangyinshi

1~2 岁宝宝的饮食有何特点?

1~1.5 岁宝宝的饮食特点。满 1 岁时，宝宝已经有 6~8 颗牙齿了，与婴儿期相比，其咀嚼能力和消化能力都有了明显提高，但消化系统仍然比较弱，无法和成人相比。因此，此时宝宝的饭菜还是要单独做，应做得软、烂、碎，特别是对于不容易消化的肉类和植物纤维类食物更应进行仔细加工。

在保证一日三餐主食的同时，还要保证幼儿每天喝两次奶，总量应保持在 400 ~ 500 毫升。这是由于奶类不仅可以为宝宝提供优质蛋白，还可以补充钙质，满足宝宝骨骼生长的需要。

1.5~2 岁宝宝的饮食特点。宝宝到 1.5 岁时，随着其消化功能的不断完善，饮食的种类和制作方法开始逐渐向成人过渡，以粮食、蔬菜和肉类为主的食物开始成为幼儿的主食。不过，此时的饮食还是需要注意营养平衡和易于消化，不能完全吃成人的食物。

给宝宝做饭时要将食物做得软些，早餐时不要让宝宝吃油煎的食品，如油条、油饼等，最好吃面包、饼干、鸡蛋、牛奶等，每天的奶量最好控制在

250毫升左右。在奶量减少后，每天要给宝宝吃两次点心，时间可以安排在上午10点和下午3点，但不要吃得过多，否则会影响宝宝的食欲和食量，时间长了，会引起宝宝营养不良。

宝宝自己吃饭有哪些好处?

从儿童生理、心理发育的过程来看，宝宝在1岁以后自我意识开始萌动，会表现出较强的自我独立愿望，他们渴望做一些事情，他们开始想学着吃饭，而且要自己拿着汤匙吃，不愿得到大人的帮助。和走路、玩玩具一样，自己吃饭也是求知欲和好奇心的表现。正是这种求知欲和好奇心扩展了宝宝的认知范围，培养了他们的独立能力。更重要的是，宝宝通过自己的行为感到自己具备影响环境的力量，并初步品尝到成功的滋味。一般说来，发育正常的宝宝都可以在2岁左右学会吃饭，这是他们应该具备的生存能力。

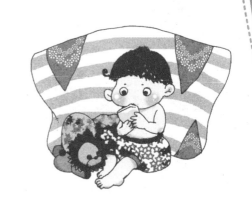

1岁多一点是训练宝宝自己吃饭的最好时机，错过这个时期，往往很难训练，所以要坚持让宝宝自己吃，并且教会宝宝必要的技巧，逐渐纠正撒饭多的毛病。妈妈可以坐在宝宝旁边，及时纠正一些动作，做好了就用语言给予表扬和鼓励。

此外，宝宝自己吃饭，是一种很复杂的活动，它要求宝宝的手、眼、嘴的高度协调，同时还伴随着上半身多组肌肉的配合，这些动作的协调与配合受大脑的指挥，所以说自己吃饭也是一种早期教育。当然，宝宝自己吃饭还有利于培养宝宝不挑食、不偏食的习惯，于家庭及宝宝有利无弊。

建议妈妈一开始训练时就要备妥环境，替宝宝准备一个固定的进餐位置和适合他尺寸的餐桌和餐具，并替他围上围兜，以免弄脏衣服。此外，餐桌不宜铺设桌布，以免导致宝宝分心或是不小心拉扯掉落。环境的布置越简单越好，这样宝宝较不易受外力干扰，较容易专心吃饭，而餐桌和餐椅的距离也不宜过远，以免宝宝够不到。

TIPS 让宝宝自己吃饭并不如想象中困难，只要妈妈多点耐心，不要害怕宝宝把整张餐桌都搞得脏兮兮，不要强求宝宝，循循善诱，多点包容心，还是很容易办到的哦！

宝宝不好好吃饭怎么办？

父母要告诉宝宝，吃饭就要认真吃饭，要规规矩矩地坐在饭桌前，定时定量，不要让宝宝养成一边吃饭一边看电视或玩玩具的习惯。

正确对待宝宝吃饭的问题，不要在饭桌上批评打骂，也不必过于心急。在饭桌上与大人一起吃，不要让他成为全桌的中心。大家都吃得很香，一定会感染宝宝，增加他的食欲。

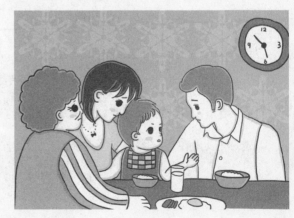

就餐气氛要轻松愉悦，吃饭时父母可以和宝宝谈论哪些食物好吃，哪些有营养，唤起宝宝对吃饭的兴趣。同时父母也要带头避免偏食、挑食，以免给宝宝造成负面影响。

不要强迫宝宝吃饭。不想吃就把饭菜撤下，下一顿再吃，这样几次下来宝宝会明白不好好吃饭就意味着挨饿，自然就会按时吃饭了。父母首先要硬下心来，不能总担心宝宝饿，给他零食吃，那就适得其反了。

不挑食，不偏食。如果宝宝不爱吃东西，可以给他讲道理或童话故事（自己编的也可以），千万不要呵斥和强迫。家长也不要在饭桌上谈论自己不吃的菜，这对宝宝也有影响。

不要暴食。好吃的东西要适量地吃，特别对食欲好的宝宝要有一定限制，否则会出现胃肠道疾病或者"吃伤了"，以后再也不吃。

注意饮食卫生和就餐礼貌。饭前洗手，饭后漱口。培养宝宝进餐时不大声喧哗，咀嚼、喝汤时不发声响等良好的就餐礼貌。

如果宝宝成功地自己吃了饭，饭后父母可以陪他玩一会儿作为奖励，让他产生关于吃饭的快乐的记忆，以后对吃饭就不会排斥了。

如何培养宝宝的低盐饮食习惯？

小于1岁的宝宝，不要吃盐，1～6岁不应超过2克，7～13岁不应超过5克。在家庭餐桌上，多数家庭是一家老小吃同样的饭菜，家庭主妇是按自己的口味调配用盐量，所以，宝宝的摄盐量必然要超过需要量，也必然会养成高盐的饮食习惯。

控制宝宝摄盐量的现实方法是实行"一菜两制",即两次加盐法。具体操作是:在炒菜和炖菜时,菜出锅前,加少量盐,先把给宝宝吃的菜盛出,然后再加一次盐是成人的。另外,妈妈忌用咸鸭蛋为宝宝下饭,一只咸鸭蛋含盐3克,对宝宝口味的影响不可小觑。

 可以让宝宝吃较硬的食物吗?

宝宝在12个月大时,就可以开始吃固体食物了,在这个阶段,宝宝通常已能掌握拿东西、嚼食物的基本技巧了。当然,在开始时可将固体食物弄成薄片,好让宝宝便于咀嚼。可以先吃去皮、去核的水果片和蒸过的蔬菜(如胡萝卜)等。

当宝宝已习惯吃这些"硬"东西后,便可以使食物的硬度"升级",让他们尝试吃煮过的蔬菜,但不宜太甜、太咸或含太多的脂肪,以免"倒"了胃口,产生厌食、拒食行为。

在让宝宝逐渐适应不同硬度的食物时要有耐心,不可过高估计宝宝牙齿的切磨、舌头的搅拌和吞咽能力。固体食物应切成半寸大小,太大时很容易阻塞咽喉。

硬壳食物,至少要等宝宝4~5岁时才适宜吃。试吃时,可以先切成多份,以防"囫囵吞枣",酿成意外。

 为何要少给宝宝吃精细食物?

现在市面上的食品越来越多地以高糖、精细、质软为主,而年轻的父母也认为这些食品有营养,殊不知正是这些食品导致宝宝的牙齿出现了排列不齐、龋坏率高的问题。而且精制米面除丢失了维生素 B₁ 外，无机盐及纤维素也会大量丢失，这对身体是不利的。

因此，给宝宝的食物也应讲究粗细搭配，只给吃精细食物，不利于得到各种营养成分，也不利于身体发育，要适当给点低糖、粗高纤维性食物（如花生、豆类、牛肉干、水果等），这样也可以锻炼宝宝的咀嚼功能。

怎样吃点心对宝宝身体有益？

从营养学的角度上分析，点心的主要成分是碳水化合物，同粥、米饭、面食一样，只要宝宝吃米、吃面食，就没有必要吃点心，但是由于点心好吃，宝宝爱吃，所以可以作为一种增进宝宝生活乐趣的调剂品给予他。另外，在宝宝长牙后，含糖多的点心往往会导致龋齿；夹心点心中奶油、果酱、豆沙，有时会造成细菌繁殖，引起腹泻、消化道感染；大量吃点心，会影响食欲，不利于良好饮食习惯的形成。因此，宝宝吃点心要因人而异。

另外，点心也应该每天定时，不能随时都喂。如有些饭量大的宝宝，没吃点心就长得很胖了，就不要再给他吃点心，可以用水果代替点心，来满足他旺盛的食欲；相反，有些饭量小的宝宝，体重增加不理想，这些宝宝只要喜欢吃点心，在饭后 1 ~ 2 小时适量吃些点心，是有利于宝宝健康的，许多宝宝体重正常，三餐饭菜吃得很好，但还不能满足时，也应添加点心。吃点心也要有规律，比如，上午 10 点，下午 3 点，不

TIPS

父母在选购点心时，不要选太甜的点心，特别是巧克力等糖果不要作为点心给宝宝多吃。

能给耐饥的点心，否则，下餐饭就不想吃了。但是，有些妈妈见宝宝三餐饭菜没好好吃，就想喂点心补充营养，其实，没有食欲时用不着喂点心。

可以给宝宝吃补品吗?

补药的成分复杂，部分补品中含有性激素类物质，儿童服用有引起性早熟的危险。

补药服用过多会干扰宝宝的消化吸收能力。过量营养补品还可能干扰宝宝的胃肠功能，降低食欲，有些宝宝服补药反而影响了正常的生长和发育。

过量补品还会引发疾病或给宝宝健康带来危害。近年也发生儿童因服用维生素过量而中毒的情况，这是因为家长害怕宝宝缺乏维生素，长期给宝宝大量服用所致。如维生素 A 过量引起的皮肤干燥、瘙痒脱屑、毛发干枯、脱发、烦燥不安、易骨折、肌肉疼痛等。

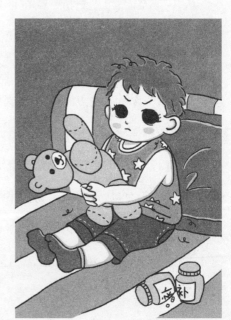

因此，不要给宝宝盲目地添加补药，如果宝宝的身体不佳，要请医生检查。

给宝宝吃甜食应注意什么?

控制宝宝每天吃甜食的量。一般来说，宝宝每天摄入的糖量不能超过宝宝每千克体重的 0.5 克。也就是说，如果宝宝的体重为 15 千克，那么他每天摄入的糖量不应该超过 7.5 克（15×0.5 克）。

培养宝宝的口味。从宝宝期开始，就让宝宝享受食物天然的味道，而不要过早用过甜、过鲜或者过咸的食物去刺激宝宝的味觉，使他对于食物味道的要求提高，从而影响他接受其他营养丰富但口味清淡的食物。

保证宝宝膳食中营养的均衡。不要因为宝宝爱吃甜食，而一味满足宝宝或者一点甜食也不让宝宝碰。一定要保证给宝宝提供多样化的饮食，保证营养的均衡。

逐渐减少甜食的量。可以找一些健康的甜食来代替巧克力和蛋糕，比如，纯果汁、葡萄干等，这些都是既营养又好吃的甜食。

掌握吃甜食的时间。不要在饭前、饭后及睡前给宝宝吃甜食。吃完甜食后要让宝宝漱口，养成良好的饮食习惯。

宝宝喝饮料好吗?

（1）一定要给宝宝买营养丰富，不含任何添加剂、防腐剂的天然原汁原味饮料，并注意生产日期和批号不要超过保质期；留意识别伪劣及变质饮料。

（2）一次饮用不要太多，一般不超过 250 毫升，要慢慢喝，不宜暴饮，以免导致消化不良，引起腹泻。

（3）不能用饮料代替饮水，最好饮用冷开水或矿泉水，饮料只能作为辅助饮用。

（4）宝宝饭前饭后30分钟内不宜喝饮料，因为这样会稀释胃内消化液，更不能用饮料代替汤或稀饭在饭桌上饮用。

（5）睡前不要让宝宝喝饮料，因为饮料中大多含糖，对牙齿有破坏作用，容易腐蚀牙齿而产生龋齿。

（6）肥胖儿更不要多喝饮料，因为大量糖分在体内堆积转变成脂肪，使宝宝更胖。

（7）饮用饮料时要注意瓶口卫生，防止受到细菌污染引起疾病。

（8）在宝宝睡醒后不宜马上给他喝冷的饮料，因为胃突然受到刺激会影响胃液分泌，使消化功能减弱。

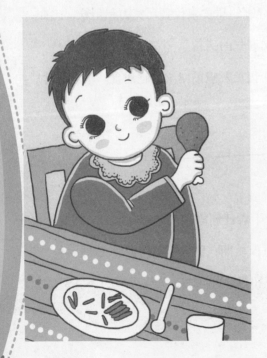

宝宝爱吃肥肉好吗？

脂肪是体内重要的供热物质，所供的热能约占总数的35%。脂肪还有利于脂溶性维生素的吸收，为幼儿的生长发育所必需，一般来说：婴儿每天应摄入脂肪50~75克，幼儿每天为75~100克。但是长期过量摄入肥肉，对幼儿的生长发育很不利，其主要表现如下：

（1）由于动物脂肪约含 90％ 的脂肪，而脂肪消化所需的时间较长，在胃内停留时间久，吃后容易产生饱食感。过多进食脂肪，会影响其他营养食品的进食量。

（2）高脂肪饮食影响钙的吸收，因为脂肪消化后与钙形成不溶性的脂肪酸钙，从而阻止钙的吸收。

（3）脂肪摄入过多，血中胆固醇与甘油三脂含量增高。这两种物质是形成动脉粥样硬化，导致冠心病、心肌梗死等心血管疾病的主要致病物质。据报道，10 岁以内的儿童可因此而发生动脉粥样硬化。

（4）脂肪进食过多，可使脂肪细胞体积增大、数量增多而产生肥胖。过分肥胖的宝宝，心脏的负担增加，同时，由于体重增加，两足负重也增加，容易形成扁平足（平底脚）。

🎵 给宝宝吃巧克力好吗？

3 岁以下的宝宝不宜吃巧克力，大一些的宝宝吃巧克力要讲方法。

巧克力含有极高的热量，营养成分也不太适合宝宝生长发育的需要。

首先，宝宝吃巧克力后，会食欲降低。因为巧克力的蛋白质含量偏低，脂肪含量偏高，含糖量也相对高一些，饭前过量食用会产生饱腹感，从而影响食欲，但饭后宝宝很快又会有饥饿感。周而复始，正常的生活规律和进餐习惯被打乱，必然会影响到身体健康。

其次，巧克力中的脂肪多，但不含能刺激胃肠正常蠕动的纤维素，因而会影响胃肠道的消化吸收功能，并使肠道气体增多而导致腹痛。巧克力中含有使神经系统兴奋的物质，容易导致宝宝过度兴奋难以入睡。另外，小宝宝不能正确刷牙，多吃巧克力容易引发蛀牙。

有的家长为了发展宝宝的味觉，给宝宝尝尝巧克力的滋味，这是可以的，但要注意控制量。吃完巧克力后，要及时让宝宝喝口白开水，以免产生蛀牙。

大一些的宝宝可以吃一点巧克力。根据中国疾病预防控制中心营养与食品安全所和中国营养学会共同编制的《中国儿童青少年零食消费指南》中的提示，食用巧克力的频率以每周1~2次为宜。建议首选黑巧克力，因为黑巧克力含糖量相对少一些，也相对更健康。

TIPS

患有湿疹、荨麻疹或过敏的宝宝，吃巧克力更要谨慎，因为巧克力中的化学成分高达上百种，对宝宝而言，一下接受这么多物质，有点冒险。

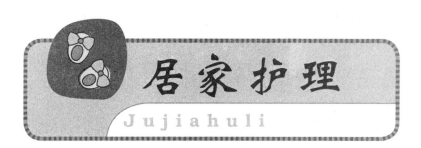

居家护理
Jujiahuli

为什么宝宝宜穿满裆裤?

1.5 岁后的宝宝活动更加灵活了，已会主动坐盆大小便，且随着语言的发展和理解，已能示意要大小便了。因此，可以穿满裆裤了。

另外，这个年龄的宝宝对一些卫生常识还不了解，玩得高兴时，可以不管干净还是脏就随地坐下来玩耍，如果穿开裆裤，很容易使地面上的细菌从宝宝的肛门、阴道或尿道进入体内，引起泌尿道和局部皮肤感染。地面上的脏东西也会停留在外阴部刺激皮肤，引起局部瘙痒，抓破后会继发感染。因此，穿满裆裤可以保持宝宝会阴部的清洁卫生。

当发现宝宝有蛲虫感染时，也应穿满裆裤。这是因为蛲虫喜欢在夜间宝宝睡眠后不久，从宝宝肛门向外爬到会阴部皮肤上，开始产卵。在这一过程中，宝宝会因外阴瘙痒而不自觉地用手去抓挠，这时虫卵会粘到手上，如不注意皮肤清洁，又有吸吮手指习惯，就可能将虫卵带入口腔、消化道中而引起重复感染。大型玩具，如滑梯、座椅、板凳上均可能有蛲虫卵污染，如宝宝穿开裆裤，也会直接感染。

夏秋季天气较暖和，穿一条短裤或一条长裤就可以了，宝宝大小便时穿脱也方便。冬春季节气温较低，里面的毛线裤、棉裤可以是开裆的，外面的罩裤做成满裆的，穿脱起来比较方便。以免宝宝在等不急解裤带时尿湿裤子。应注意男宝宝不要穿拉链裤，以防损伤宝宝的外生殖器。

怎样让宝宝学会使用筷子?

筷子的使用较为困难，属于精细动作，建议等宝宝2岁以后再尝试练习。宝宝要用专门的筷子，比较短而轻，容易掌握。

妈妈可以手把手地告诉宝宝拿筷子的姿势，要用拇指、食指和无名指夹住筷子，并以虎口开合练习夹的动作。宝宝学习使用筷子的过程一直会持续到6岁，所以妈妈完全没必要太过苛责。另外，初学用筷时，先让宝宝夹一些较大的、容易夹起的食物，即使半途掉下来，家长也不要责怪，应给予必要的鼓励。

怎样训练宝宝自己大小便?

2岁以后，多数宝宝已不再使用尿布，大小便之前也知道及时叫大人帮忙。

父母可以省心多了。2岁半以后就可以训练宝宝大小便时自己去厕所找便盆，脱下裤子坐下排便。

这个年龄的宝宝一般都开始穿满裆裤，但为了方便宝宝大小便，应该给宝宝穿松紧适宜、容易穿脱的裤子，并且把便盆放在固定的位置。另外，宝宝都是先会脱裤子，要想让他自己把裤子穿好，就不是那么容易了，还需要大人帮忙。

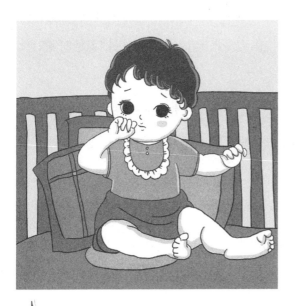

这个阶段有些原来不尿床的宝宝，由于睡前喝水过多或白天玩得过于兴奋，可能偶尔会尿床。也有些原来总是尿床的宝宝，现在突然不尿床了。宝宝的变化往往是阶段性的，一夜之间就变了许多，这些都是正常的现象。

♪ 怎样帮助宝宝克服尿床？

🍃 **宝宝夜间尿床基本上分两种情况：一种是属于病理上的问题。** 潜在疾病如泌尿系统感染等；夜间抗利尿激素分泌不足导致夜间的排尿量多于膀胱的容量所致；膀胱功能不健全如膀胱容量太小、弹性太差、肌肉力量太弱等。

🍃 **另一种情况主要是属于心理上的问题。** 特别是宝宝曾经学会过控制小便，而又突然出现尿床，大多数是由于过度兴奋或精神紧张，情绪压抑所致。假如宝宝的生活出现较大的变动，出现了新的困难和情绪上的困扰，都可能破坏宝宝原来已形成的控制尿的能力。一旦尿床了，宝宝又会深感羞耻、害怕，这又成为一种新精神紧张的因素，加重宝宝的压抑感，从而造成恶性循环。

治疗有关潜在的疾病。夜间抗利尿激素分泌不足这种情况，可以在医生指导下应用抗利尿激素药物治疗。

膀胱功能不健全者可以通过让宝宝多喝水的方法。多喝水可以增加膀胱容量，并训练宝宝适当地憋尿，以训练他的控制力。当宝宝尿尿时，可训练他时断时续地尿，以体验对膀胱括约肌的收缩。

适当减少饮水。让宝宝睡前2个小时不要喝水，上床前让他排空小便。

定时叫醒。把宝宝尿床的时间记录下来，从中找出规律，然后定时叫醒督促排尿，以免尿床。

起床排便。从睡梦中唤醒宝宝后，要让他起床排便，不能让宝宝在昏睡中排便。

为宝宝准备一张干净温暖的床。要让宝宝有一个舒适的入睡环境，特别注意不要让宝宝的腰、腿受凉。

消除引起宝宝紧张的因素。树立克服尿床的信心，及时消除宝宝内心的紧张。

对尿床的宝宝千万不要嘲笑和责骂。嘲笑和责骂会加重他的自卑感，打击他的自信心。应该在宝宝不尿床时进行表扬和奖励，使宝宝对不尿床的行为有愉快的情绪反馈，使不尿床的行为能不断地巩固起来。

怎样保护宝宝的眼睛？

讲究眼部清洁，防止疾患感染。宝宝的洗脸用品，应有专用的毛巾和脸盆，并且要保持清洁。每次洗脸时，可先擦洗眼睛，如果眼屎过多，应用消毒棉签或毛巾蘸温开水轻轻擦。宝宝毛巾洗后要放在太阳下晒干，宝宝的手要保持清洁，不要让宝宝用手去揉眼睛，发现宝宝患眼病，需及时治疗，按时点眼药。

防止强烈阳光或灯光直射宝宝眼睛。宝宝室内的灯光不宜过亮，到室外晒太阳时，要戴遮阳帽以免阳光直射眼睛。平时还要注意不带宝宝到有电焊或气焊的地方，以免刺伤眼睛，引起眩目。

防止锐利物刺伤眼睛及异物入眼。给宝宝的玩具要没有尖锐棱角的，不能给宝宝小棍类或带长把的玩具以防刺伤眼睛。要预防尘沙、小虫等进入眼睛。一旦发生异物入眼，切勿用手揉，可滴几滴眼药水刺激眼睛流泪，同时将头侧向一侧，以利于眼泪将异物冲出来。

成人患急性结膜炎时，要避免接触宝宝。眼病流行期间，不要带宝宝去公共场所，以免感染。如果父母患上眼病，应及早与宝宝隔离，防止交叉感染。

注意不要用眼过度。现在许多父母喜欢和宝宝一起阅读书籍或看图，看书是好事，但不要让宝宝用眼过度，否则会导致宝宝的视力下降和近视眼的发生。一般每次阅读的时间不应超过 20 分钟，经常带宝宝向远处眺望，引导宝宝努力辨认远处的一个目标，这样有利于眼部肌肉的放松，预防近视眼。

防止噪声影响。有研究指出，噪音能使人眼对光亮度的敏感性降低，还能使视力清晰度的稳定性下降。噪声还会使色觉、色视野发生异常，使眼睛对运动物体的对称性平衡反应失灵。因此，在宝宝居室里要注意环境的安静，不要摆放高噪音的家用电器，看电视或听歌曲时，不要把声音放得太大。

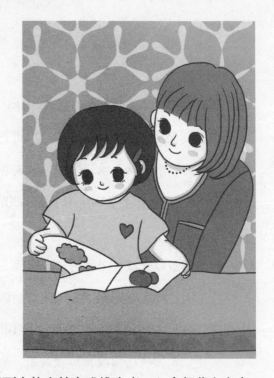

定期进行视力检查。除此之外，应注意对宝宝的视力进行监测，特别要分别查两眼的视力，最好每隔3~6个月给宝宝做一次视力检查。

给宝宝吃"养眼"食品。胡萝卜素可在体内转变成维生素A，含胡萝卜素丰富的食物有胡萝卜、蕃茄、各种绿色蔬菜，以及动物肝脏、奶油、全脂牛奶、蛋黄等。维生素B_1可从日常所食用的糙米、面粉及各种豆类中摄取。维生素B_2和维生素B_6的天然食物来源是动物的肝脏、牛奶、蛋黄、花生、菠菜等。至于维生素C，则从各种新鲜的蔬菜、水果中获得。

如何教宝宝擤鼻涕呢？

　　首先，家长要选择柔软、无刺激的手帕或卫生纸。在教宝宝擤鼻涕时，家长要亲自示范，让宝宝看。

　　然后，家长拿着准备好的手帕或卫生纸置于宝宝的鼻翼上，先用一指压住一侧鼻翼，使该侧的鼻腔阻塞，让宝宝闭上嘴，用力将鼻涕擤出后用拇指、食指从鼻孔下方的两侧往中间对齐，将鼻涕擦净，两侧交替进行。

几次后，可让宝宝自己拿着手帕或卫生纸，在家长的帮助下进行尝试，经过多次反复的训练，宝宝不仅可以学会擤鼻涕，还会擦去擤出的鼻涕。

如何预防宝宝夏天长痱子？

注意室内空气流通，以使室内温度凉爽。

避免强烈日光照射。

炎热时保证每日用温水洗浴2～3次，以保持皮肤清洁，浴后擦上痱子粉。宝宝从外边回来后不要用冷水洗浴，因为经冷水一浇，原先张开的汗孔会突然闭塞、汗液潴留，极易引发痱子或加重病情。如果在洗澡水中加几滴炉甘石洗剂或有止痱作用的婴儿花露水效果会更好。

应给宝宝多喝绿豆汤、金银花水，忌食辛辣刺激性食物及浓茶、咖啡。宝宝生了痱子，切忌涂抹软膏或油类制剂。

勤换洗衣物，衣服要宽大、干燥，以柔软的棉布为宜，避免穿化纤内衣。

头发剪短：如果痱子生在头颈部，就应把宝宝的头发剪短，或改变一下发型，把头发往后梳，不要让头发留在前额上。如果是更小的宝宝，则舒适大于美观，可以将宝宝的头发剃光。

席地而玩：1岁以内的小宝宝，妈妈不要整天抱着，可以在家里凉快通风的地方铺一张席子，

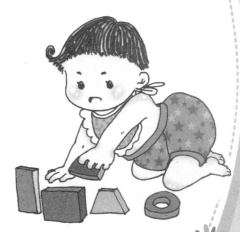

让宝宝摸爬滚打，自由地玩耍。

不要用手挤弄、搔抓患处，清洁宝宝的小手十分重要，别让他抓破了皮肤而发生感染。一旦出现大面积毒痱，应及时到医院治疗。

 怎样预防宝宝患"奶瓶龋"？

🍃 **避免长时间使用奶瓶**。含奶瓶时间过长会让宝宝依赖奶嘴，而且影响宝宝语言以及口腔发育，更重要的是奶瓶龋会不断恶化，奶垢在口腔中越积越多。所以一旦宝宝可以自己喝水就应该锻炼宝宝使用杯子，一定要戒掉依恋奶嘴的坏习惯。

🍃 **及时漱口**。喝完奶后用温开水给宝宝漱口，在宝宝喝完奶以后再喂一些温开水，可以有效清洗、冲走奶液在口腔中的残渣，保持宝宝口腔环境良好。

🍃 **清洁奶垢**。妈妈可以用纱布缠绕手指将宝宝牙齿上的奶垢擦抹干净。每次喂奶，最好不要超过 15 分钟，减少奶液浸泡牙齿的时间。

🍃 **刷牙**。宝宝长出第一颗乳牙后，就应开始为宝宝刷牙。最好是饭后和睡觉前进行，每日至少两次。3 岁以下宝宝可用清水刷牙，3 岁以上宝宝可选用儿童含氟牙膏（不要选用成人含氟牙膏）。

🍃 **定期检查**。从宝宝长出第一颗乳牙后开始，每隔 3 个月带他去医院检查一次牙齿。

 宝宝脸上有虫斑是怎么回事？

"虫斑"医学上称为"白色糠疹"，是儿童面部出现的一种鳞屑性色素减退斑，呈圆形或椭圆形，似硬币大小，边界清楚，表面干燥，覆有少量糠状鳞屑。

白色糠疹与患儿是否感染蛔虫无必然关系，单凭"虫斑"作为诊断蛔虫病的依据是不可靠的。同样也不能根据宝宝夜间磨牙、眼巩膜黑点和消瘦等现象确诊肠蛔虫症。诊断儿童蛔虫感染，只能根据粪便中找到蛔虫卵，或从口中吐出及大便中排出蛔虫才能确定。家长不要盲目给脸上有"虫斑"的宝宝服用驱虫药。

如何去掉安抚奶嘴？

🌿 **让宝宝有安全感**。在帮助宝宝戒除安抚奶嘴期间，父母需要对宝宝付出更多的关爱，多花时间来满足宝宝的需求，多陪陪他，不让他缺乏安全感。当宝宝做得很好时给予充分的鼓励和奖励，及时与他沟通，了解他需要安抚奶嘴的原因，因为宝宝有时会因生活中缺乏安全感才对安抚奶嘴表现出依赖。

🌿 **减少无聊时间**。许多宝宝没事时也喜欢含着安抚奶嘴，是因为他们太无聊了。如果每天的生活都充满了游戏的乐趣，他们可能就想不起来自己还有这样的爱好了。

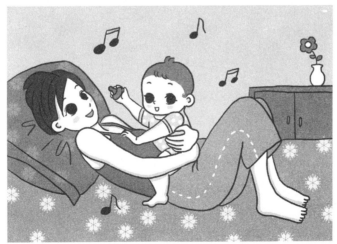

🍃 **不让小嘴闲着**。当宝宝的小嘴闲着想吮奶嘴时，可以让他唱一支"啦啦"歌，或者和妈妈说故事，最简单的方法是让他吻吻你。

🍃 **不能采用恐吓的方法**。比如，在奶嘴上涂抹一些辣味或有异味的东西，以及用处罚或强制的手段，这些方式只会"欲速不达"，带来负面效果。

🍃 **满足宝宝的其他需求**。别让安抚奶嘴成为替你看管宝宝的"保姆"，一到想让他安静时就想起这个"救星"。如果宝宝哭闹或缠着你，想一想其他的解决办法，看看他到底需要什么，而不是一味地拿安抚奶嘴堵住他的嘴。

🍃 **让他拿开奶嘴再说话**。宝宝嘴里含着奶嘴时，说话含糊不清，你就不能准确地理解他的意思，时间长了，他可能就习惯于用手去指想要的东西或嘟嘟囔囔说不清楚，这样会影响他语言交流能力的发展。告诉宝宝，他得把奶嘴拿开再说话，这样你才能听清楚。

🍃 **想睡个好觉还有其他方式**。依靠安抚奶嘴让宝宝睡个好觉不是长久之计。如果他已经习惯了中途醒来找奶嘴，就需要你来帮他慢慢放弃这种做法。不过这样一来，或许会有几个晚上你睡不好，但只要你付出更多的爱和关怀，或是帮他建立一个新的夜间安睡模式，你和他就会享受一整夜美好的睡眠了。

🍃 **与其他小伙伴比较**。告诉宝宝："你看别的小朋友都不含奶嘴了，含奶嘴是小宝宝才做的事，你已经长大了，不应该再用了。"

🍃 **寻求援助**。如果讲过多次而宝宝还是不改，可以带他到医生那里，请医生配合。医生一边给宝宝做检查，一边告诉宝宝为什么吸吮安抚奶嘴不好，如"会让他变得不好看了"，"以后可能还要对畸形的牙齿进行矫正，多疼啊"；如果宝宝已经上幼儿园，就请老师帮做思想工作。

宝宝赖床怎么办？

让宝宝决定作息。和宝宝讨论就寝、起床时间和叫醒他的方式，可以减少宝宝起床时产生的不愉快情绪。

准备可爱的闹钟。帮宝宝买一个闹钟，让他挑选自己喜欢的铃声。当宝宝早上听到闹钟发出的可爱声音时，自然能提高起床的意愿。

营造起床的气氛。叫宝宝起床的时候，可以随手播放一些轻松的音乐，或者放一些宝宝喜欢听的故事 CD，让宝宝在轻松的气氛中醒来，缓解被吵醒的不快。

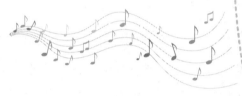

睡前准备就绪。睡前要求宝宝整理自己的书包，把明天该带的东西都准备好。如果天气寒冷，也可以先把第二天要穿的内衣当成睡衣穿，这样起床后就只需要帮宝宝套上毛衣、外套即可，不但可以避免宝宝在穿脱之间着凉，也可以减少起床后的准备时间。

理清先后顺序。父母在起床后先把自己的事情都处理好，然后再叫宝宝起床。这样家长就不用一边急着处理宝宝上学前的准备工作，一边还要忙着整理自己上班的琐事。在时间有限的情况下，只要家长一急躁，亲子之间就很容易产生摩擦。

留出发泄时间。如果宝宝确实对起床有严重的抵触情绪，只要一被吵醒就会大哭大闹，而且上述各种方法都不太管用时，家长就只好提前叫醒宝宝，先让他发泄一通再说，等宝宝闹劲过后再去安抚。

宝宝睡觉踢被子怎么办?

🍃 **被子要轻柔、宽松。**有时你可能也觉得宝宝盖得太厚或者被子过重了，需要减轻一点，但真做起来却又会情不自禁地给宝宝多盖一些，所以首先要战胜自己。

🍃 **去除引起宝宝睡眠不舒服的因素。**注意睡觉时别让宝宝穿太多衣服，一层贴身、棉质、少扣、宽松的衣服是比较理想的。此外，睡前不要让宝宝太兴奋，睡觉时还应避免环境中的光刺激，要营造安静的睡觉环境，睡前别让宝宝吃得过饱，尤其是别吃含高糖的食物。

🍃 **对症治疗。**当宝宝有佝偻病或贫血时，神经调节功能就不稳定，容易出汗、烦躁和睡眠不安，这些情况下，宝宝均容易蹬被子，要在医生指导下进行治疗。

🍃 **心智运动训练。**对无上述原因，却蹬被子明显，尤其是同时伴有多动、坏脾气、适应性差和生活无规律等特点的宝宝，有可能是感觉统合失调的缘故。此时，需要以有效的心智运动来改善宝宝大脑皮层对睡觉体位和被子的感觉信息反应，发出正确的睡眠指挥信号。

具体方法

每晚睡觉前，先指导宝宝进行爬地推球15～20分钟，然后挺胸变换走步（有专门的脚步训练器）。也可以简单地在地板上画出红、蓝两条直线（两线距离以10厘米为宜），然后让宝宝沿线走20分钟以上（可选择两足交替走、单足跳行、双足直向跳行、双足横向跳行和双足前后向跳行等多种方式）。只要坚持引导宝宝做，就会有意想不到的大收获——你会发现，宝宝不仅不蹬被子了，而且多动、坏脾气、适应性差和生活无规律的现象也逐渐消失了。

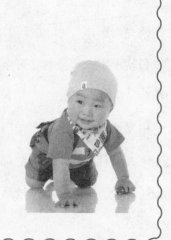

♪ 夏季宝宝可以睡凉席吗？

宝宝抵抗力较差，用凉席不当易引起感冒、腹痛或腹泻，因此不应让宝宝直接睡凉席。

宝宝在玩耍蹬腿时凉席可能损伤宝宝的皮肤，俗称"扎刺"。有的凉席质量不好，有螨虫、寄生虫卵等，直接和宝宝接触可能使宝宝皮肤过敏、出皮疹或患皮肤病，严重者可患哮喘等病。因此，应在凉席上铺毛巾被或床单等物，如果宝宝近期生病更不应该睡凉席。如果天气十分炎热，宝宝超过半岁以上的，可睡在草秸制的质地松软、吸水性好、席面较光滑的凉席上，宝宝用之前一定要将席子彻底洗干净，放在太阳下晒干再用，宝宝尿床后要及时将席子刷洗干净晾干。

♪ 夏季宝宝吹空调要注意什么？

🌿 **忌空调冷气出口对宝宝直吹。** 宝宝自身的抗寒能力并不强，即使是成人长时间空调对着直吹，也会产生头晕、头痛、鼻塞、咽痛、腹部不适等症状，更何况

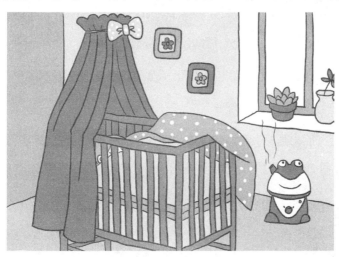

是空调对着小宝宝呢?

🍃 **忌整天待在空调房间里**。每天清晨和黄昏室外气温不过高时,最好带宝宝到户外活动,既可让宝宝呼吸到新鲜空气,又可以增强体质,防止呼吸道等疾病的发生。

🍃 **忌在空调房里穿过多衣服**。在空调房里宝宝衣服比成人多一件,但是,由于宝宝皮肤娇嫩,出汗较多,服装用料应具有柔软、吸湿、透气性好和洗涤方便的特点,以浅色的纯棉或纯针织品为宜,并不是衣服数量越多对宝宝越好。

🍃 **温度设置适中**。一般空调温度宜设置在26℃~28℃(以待在屋内不感到太冷,宝宝的手脚温暖为宜)。宝宝先进入房间后再打开空调,要出去时应先关好空调等室温接近常温后再出去。

🍃 **注意经常通风换气**:因为空调房间一般比较密闭,室内空气混浊,所以应经常开窗换气,以确保室内外空气的流通。通常开机1~3小时后关机,开窗将室内空气排出。有新生宝宝的家庭,使用空调时,至少打开一扇窗户,保持空气流通。

🍃 **每隔半月应清洗空气过滤网**:空调的空气过滤网太久不清洗,毛屑、灰尘、螨虫、霉菌等有害物质会吹进室内,散布空气中,宝宝吸入后,呼吸道易过敏或引起咳嗽。大约每隔半月,家长就应把空气过滤网拆下用水冲洗。空调器中的冷却盘也要定期清洗,可向厂商咨询清洗方法。

在打开空调之前先给宝宝擦干身上的汗,最好洗个温水澡并擦干。一定要注意给宝宝的肚子、小脚保暖。

家庭经济能力适中,建议购买一台负氧离子净化器,保证室内空气质量。

晚上睡觉前,定时2~3小时,给宝宝盖层薄毯子。1~2小时后,宝宝进入深度睡眠,再把空调调成通风挡,并适当开窗透气,就是采用所谓的"风循环"。

　　每天至少为宝宝测量一次体温，随时掌握宝宝的身体健康状况。

　　因为宝宝皮肤水分调节能力远不如成年人，所以要多给宝宝喝水，同时要适当地增加室内的湿度，如买一台加湿器、用一些容器装上水摆在屋子里，或者在室内养金鱼、摆几盆水生植物，既增添了生活情趣，又能很好地调节湿度。

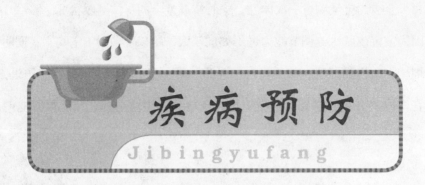

疾病预防

Jibingyufang

在季节转换时怎样预防感冒？

感冒是婴儿时期常见的疾病，有的宝宝一年可以反复感冒多次。这是因为宝宝脏腑娇嫩，免疫系统发育还不完善，抗病能力差，寒暖不能自调，加之宝宝活泼好动，经常玩耍得满头大汗，如未及时更换湿的内衣，一旦安静下来，就很容易受凉感冒。

一般来讲，感冒经过治疗大多可以很快治愈。但如果宝宝体质较差，染病较重或治疗不及时，就可能发展为急性支气管炎、肺炎、病毒性心肌炎等疾病。会影响宝宝的生长发育和身心健康，严重时可危及生命。

建议家长注意以下几点，可以增强宝宝身体抵抗力，预防感冒的发生：

注意营养充足。宝宝要均衡摄取蛋白质、脂肪、各类维生素、矿物质等，还

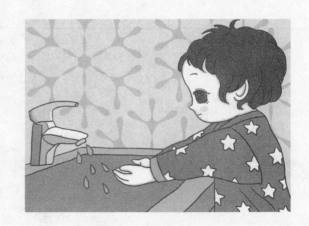

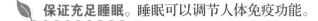

要多喝水。

🍃 **保证充足睡眠**。睡眠可以调节人体免疫功能。

🍃 **多吃蔬菜水果**。丰富的维生素 C 有助于抵抗疾病。

🍃 **坚持勤洗手**。防止病从口入。

🍃 **注意休息**。一旦感冒，要尽量多休息，不要去人多的公共场所，以免交叉感染。

🍃 **多带宝宝到户外活动**。既可锻炼身体、增强体质，又可开发智力。

🎵 如何预防宝宝缺锌？

锌对宝宝很重要，它是维持人体生命必需的微量元素之一，在人体内的主要作用是参与核酸代谢及蛋白质合成。宝宝缺锌的主要表现有厌食、生长发育落后、异食癖、易感染、皮肤黏膜改变，严重缺锌还会造成维生素 A 代谢障碍，出现夜盲症。

锌缺乏是可以预防的，主要是：

（1）提倡母乳喂养。人乳中的锌比牛乳中的锌吸收更好。

（2）按时添加辅食。随着宝宝月龄的增加，母乳中的锌已不能维持宝宝生长发育的需要，应及时添加蛋黄、豆浆，待宝宝大一些，则可添加瘦肉、鱼肉、鸡肉、动物内脏（肝）、豆类及各种坚果类。还可给宝宝吃强化锌

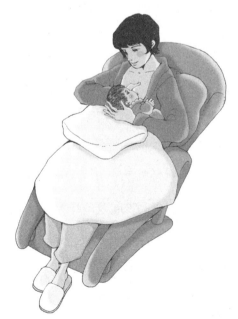

的食物。

（3）当宝宝发热、腹泻时间较长时，更应注意补充含锌食品。

 宝宝先天性斜颈怎么办？

宝宝斜颈，俗称"歪脖子"，是比较常见的一种外科疾病，通常发生在幼儿期，有四个症状：头倾向一侧，下巴朝对侧肩膀；颈部可触及硬块；脸部左右大小不对称；颈部活动受限制。这些症状可能一出生就有，也可能在后来才慢慢出现，有些症状也可能不经治疗而自己消失。造成斜颈的原因很多，像肌肉、骨骼、神经等的异常都会使颈部歪向一侧。不过，在儿童中，斜颈最常见的原因是由于各种原因导致颈部最大的肌肉"胸锁乳突肌"发生纤维化所致。

家长应了解并掌握一定的宝宝斜颈的家庭矫治法。

用玩具吸引宝宝将头部转向与畸形相反的方向。睡觉、喂奶时，采用与畸形相反的体位。用热毛巾或热水袋热敷斜颈部位（但要防止烫伤），每天30分钟。每天给宝宝做与畸形方向相反的颈部活动5次，每次维持2秒钟，重复10～20遍。

TIPS

1周岁内治疗斜颈效果较好。宝宝早期可给予推拿按摩等内科保守治疗，效果不佳者可手术治疗。手术后颈部大多能恢复正常运动，面部畸形也可以得到纠正。

斜颈的诊断及治疗并不困难，最重要的是必须了解此症对头脸发育的影响，采取何种治疗方法、何时治疗都与头脸的发育有关。处理太晚或方法不对，会有不可恢复的影响。

宝宝能不能一咳就喝止咳糖浆？

宝宝止咳糖浆味道甜，宝宝都喜欢喝，所以，在宝宝咳嗽时，家长经常给宝宝服用。如果一种效果不行再换一种，或者两种药物合用，结果会适得其反，咳嗽久治不愈，有的宝宝甚至会咳嗽加剧。宝宝止咳糖浆大多含有盐酸麻黄素、桔梗流浸膏、氯化胺、苯巴比妥等药物成分，服用过多会有不良反应。其实，咳嗽是人体呼吸道为了免受外来刺激的一种保护性措施。就像吃饭时，如果饭粒呛入气管，会引起阵阵咳嗽，最终将饭粒咳出一样。有痰的咳嗽是可以将身体内有毒物质排出，对人体是有益的，所以妈妈不必为宝宝的偶尔咳嗽过分担心。

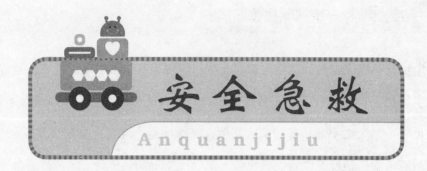

安全急救

Anquanjijiu

如何预防宝宝烧烫伤？

热液烫伤。

不要让宝宝在厨房和浴室玩耍，以免意外发生；厨房地板要保持干燥，以免滑倒将热液烫伤自己或宝宝；洗澡放水时应先放冷水再放热水，水温一般控制在40℃左右。

热水瓶、热汤要放置在宝宝拿不到的地方。当热液放在餐桌上，也需注意桌巾的长度，以免宝宝好奇拉扯，把热液拉下而受伤，建议餐桌以不铺桌巾为最安全。不要拿刚煮沸又太重的热汤、热锅，以免手滑将热液打翻，烫伤自己或宝宝；当煮火锅、泡咖啡或泡茶时，要特别注意宝宝动向，避免宝宝因绊到电线而弄翻茶壶、热锅或热水瓶等热液；当端热汤、热水时，最好先大叫"小心不要靠近"等警告语，以免宝宝迎面撞来。

冬季天寒睡觉时，热水袋水温不宜过高，可用毛巾隔开，注意热水袋使用寿命，防止胶质老化，不要让宝宝用手玩耍挤压而引起破裂漏水。

在车内要避免食用热汤，以免不稳而打翻，造成意外；不要让宝宝接触有高温蒸汽的东西，如车子刚打开的水箱盖，以免手臂、脸或胸部被烫伤。

宝宝看见东西喜欢吃，而且性急，抓到手的东西顺势往嘴里塞。这就极易导致被开水、热汤烫伤口腔及咽喉部位等。家长要注意不要将过热的汤、水放置在宝宝够得着的地方。给宝宝食用任何热饮，要先确定温度后再进食。

🍃 **化学性灼伤。**

不要拿空饮料瓶去装危险溶液，以免宝宝误食。家中最好不要放强酸、强碱等危险物品。

🍃 **火焰烧伤。**

所有易燃物品，如杀虫剂、汽油，要远离火源，最好放在室外。大人吸烟时要远离易燃物品，同时不要在躺在床上吸，以免不小心烧到宝宝，同时绝对不要让宝宝玩火柴或打火机。爸妈要教导宝宝不要靠近燃放中的鞭炮，也不可捡鞭炮或把鞭炮放在口袋中。蚊帐中不点蚊香，使用蜡烛时要注意稳定性。

🍃 **接触性烫伤。**

使用电热毯、电热器或热水袋等高温物品，要注意温度及使用距离，以免皮肤因接触高温太久而造成烧烫伤。

🍃 **电灼伤。**

家中电器设备常是起火触电的原因，使用延长线或多插头插座时，应注意负载量。电线及插座不要让宝宝摸到，插座可用塑料盖盖住，以免宝宝因好奇不小心咬了电线使嘴唇受伤或手触电。

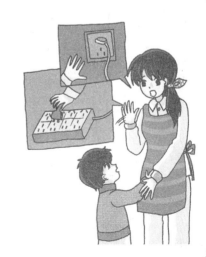

宝宝被烧伤、烫伤怎么办？

烧伤在婴幼儿中是比较常见的。由于宝宝自理自我保护能力差，稍有照顾不周就容易引起意处伤害。烫伤面积大而深时，要去医院治疗，切忌乱用药。

1度烫伤的皮肤发红、不起水疱，表面干燥，2～3天后，烫伤皮肤颜色逐渐消退，水疱消退，皮肤脱屑，不留疤痕。可在烫伤的局部涂些凡士林、花生油，用纱布或清洁软布包裹烫伤局部，3～5天即可痊愈。

浅2度烫伤患儿表现疼痛剧烈，起大水疱且水疱皮薄有较明显的红肿。此时可用冷开水轻轻地冲洗一下伤面，将大的水疱用消毒的针在水疱的根基部轻轻刺破，让水流出，涂上紫药水即可；小的水疱不必挑破，涂油后包裹，如果没有感染，需两周左右愈合，不留疤痕，但伤面可能出现色素沉着。如遇吃油煎、汤类等食物不小心烫伤了口腔，可用绵白糖（砂糖亦可）敷在口腔烫伤处，即可止痛消肿。

烧伤后应注意患儿饮食营养，要吃高蛋白维生素丰富的食物，如鸡蛋、牛奶、肉末、水果、西瓜等。

 ## 宝宝发生窒息怎么办？

幼小的宝宝喜欢把一些细小的东西放进嘴里，父母必须有所警惕，以免吞下而造成窒息。钱币、小玩具、纽扣、橡皮擦、花生、瓜子、果冻、别针、气球皮等常是令宝宝窒息的罪魁祸首。若是异物卡在食道，宝宝会出现不断流口水、无法吞咽食物，甚至恶心呕吐、咳嗽、呼吸急促等症状；若是阻塞了呼吸道，他会哭泣，出现咳嗽、呼吸困难，且脸部会发紫；若吞下的异物为尖锐物，宝宝的嘴巴还可能出血、受伤。

如果发现宝宝有异物吸入，父母可以抓住宝宝的脚踝使他倒立，然后在他的肩膀之间用力拍打，使哽在喉咙的东西吐出来。千万不要用手去掏，这样可能把物体推进更深的地方，更难将它取出来。

如果是较大的宝宝，父母可以先坐下，让宝宝脸朝下趴在你的膝盖上。在他的肩膀之间用力打，使哽在喉咙里的东西被吐出来。

还有一个方法适合年龄较大的宝宝，即海氏急救法。父母站在宝宝后面，双手围住他肋骨以下的腹部。将手握成拳头，用力地向上推。这样可使膈肌往上推，借助腹压将哽在喉咙里的物体推出来。但是这种方法只适用于物体哽塞的情形。如果是溺水，则千万不可用海氏急救法，因为这会引起伤者呕吐，呕吐物使气管堵塞，引起窒息，导致脑部受损害。人的大脑对缺氧非常敏感，如果在4~5分钟内缺乏氧气供给，脑细胞就会死亡，无法挽救。在因溺水窒息的情况下，要尽快使气道通畅，让溺水的宝宝恢复呼吸。

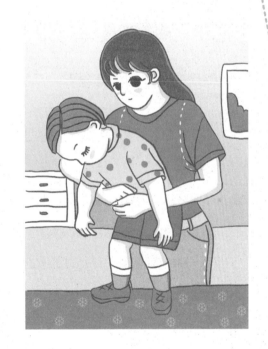

如何预防宝宝窒息？

宝宝的身边不可以没有大人，也别让大宝宝照顾小宝宝。

宝宝玩细小的东西时，父母要注意提醒他不要把东西放进嘴里或鼻腔里。

告诉宝宝吃饭时别讲话。因为咽喉与气管邻近，吃东西时讲话，会使食物掉进气管里导致窒息。

不要给宝宝吃各种坚果、花生、果冻等食物；吃东西不要太快；父母不要逗他笑，宝宝哭闹时不要强行喂食；不要让宝宝含着食物玩。

检查宝宝活动的区域是否安全，如是否有钱币、图钉、小纽扣等；给宝宝的玩具要安全，检查玩具上的小部件是否容易掉落。

如何清除宝宝眼内异物？

灰尘、沙粒等异物如果进入眼睛里，通常只是在眼睛的表面上，本身并不危险。但不好办的是，每次眨眼皮，异物都会"磨"到角膜，引起眼睛不适或者疼痛。这时要让宝宝安静下来，只要一除掉异物，眼睛的不适就会自动消失，再睡上一个好觉，就没事了。出于谨慎，您一定要给宝宝使用一点儿消炎眼药膏，以保证伤口良好的愈合。

需送医院处理的情况。玻璃或者尖锐的东西刺到眼睛；化学药剂进入眼睛；热水或者热油进入眼睛。

非常少见的情况下，异物有可能进入到眼睛比较深的地方，这时需要眼科医生给眼睛做局部麻醉，然后取出异物。

如何清除宝宝耳内异物？

🍃 **耳朵进水时。**

● **单脚跳**：如果小孩耳朵进水，可以帮助他将进水的耳朵朝下，然后单脚跳，有异物的情况也一样。

● **将水吸出**：用棉签、卫生纸轻轻深入耳中将水吸出来，深入的过程中一定要把握分寸，宝宝的耳道浅，非常细嫩，很容易受伤。

🍃 **耳朵进虫子时。**

● **用手电照**：让耳朵在暗处稍微朝上，然后用手电照射。

● **用橄榄油杀虫**：可以将1~2滴橄榄油滴入耳朵里以隔绝空气，使昆虫窒息死亡，然后再去医院用镊子把它取出来。

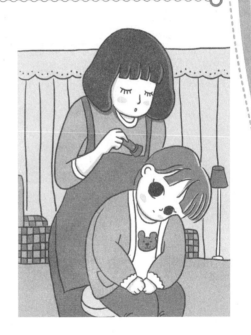

● **豆类等光滑的异物进入耳朵**：可用棉签蘸一点浆糊，然后慢慢伸进耳道与异物相接触，等浆糊与异物粘住后，再轻轻取出来。

当一些小东西，如弹珠、小积木、大头针等，进入宝宝耳朵里，却拿不出来的时候，千万不能勉强，应该立即带宝宝去耳鼻喉科就诊。

如何清除宝宝鼻腔异物?

宝宝可能将果核、豆子、纽扣或玩具附件放入鼻腔内造成鼻腔异物。一旦有动物性异物,如小昆虫或小蛭进入小宝宝的鼻子,除出鼻血外,还有可能出现鼻内瘙痒感并可引起喷嚏或咳嗽。异物长期存留鼻腔会刺激或引起感染,鼻腔常有大量分泌物。

异物在鼻孔附近时,让宝宝压住另一个鼻孔,闭上嘴用力擤。要是擤不出,就用卫生纸条刺激鼻子,让宝宝打喷嚏。要是异物还不出来,就要到医院处理。家长千万不能擅自拿着夹子为宝宝把异物夹出,以免把异物塞进鼻腔里,给宝宝造成伤害。

如果有小飞虫跑进去,可以先用手电筒照射(因为小虫子都有趋光性),如果小虫子仍不出来,可以用橄榄油1～2滴进行杀虫,再让宝宝用力擤鼻子(按住没进入异物的鼻孔,用力擤)擤出异物,如果还是不行则应尽快去医院耳鼻喉科就诊。

 如何清除宝宝消化道异物?

在一般情况下,异物进入消化道以后,除了少数带钩、太大或太重的异物外,大多数诸如棋子、硬币、纽扣等异物,都能随胃肠道的蠕动与粪便一起排出体外。为防止异物滞留于消化道,可多给宝宝吃富含纤维素的蔬菜,如韭菜、芹菜等,以促进消化道的生理性蠕动,加速异物的排出。多数异物在胃肠道里停留的时间不超过两三天,也有少数经三四周才排出。每次宝宝排便时，家长都应仔细观察宝宝的大便，直至确认异物已经排出为止。在此期间，宝宝一旦出现呕血、发烧或排黑色稀便，说明已有严重的消化道损伤发生，必须立即去医院治疗。若经过三四周仍未发现异物排出，则应去医院请医生处理。

如果给宝宝测体温时，宝宝不慎咬断温度计，将水银吞入，家长不要慌忙，可给宝宝喂牛奶、豆浆或鸡蛋清，使水银和这些食物中的蛋白结合，防止水银被吸收，立即让宝宝用清水漱口，清除口内的碎玻璃，只要没有大块碎玻璃被吞下就不会有任何危险。因为水银是一种重金属，化学性质很不活泼，所以根本不会与蛋清、牛奶中的蛋白结合，更不会在胃肠道内被吸收而中毒。只有离子状态下的水银可以在肠道内被吸收，误食后可引起中毒。通常情况下，误咽体温表内的水银后，少则几小时，多则十几小时，即可从粪便中排出。当然，水银在常温下即可挥发成气态汞，被吸入呼吸道后可引起中毒。所以对于散落在地上的水银要及时清除，以防吸入呼吸道后中毒。

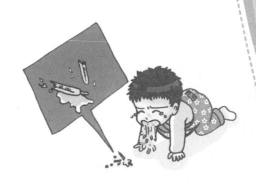

如何防治宝宝眼外伤？

儿童眼外伤轻则引起视力下降，影响双眼视觉的发育，重则致盲，引起眼球萎缩、斜视或摘除眼球，不仅丧失视功能，而且影响外观。因此眼外伤不仅会对儿童造成生理上的创伤，还会造成心理上的严重伤害。

预防儿童眼外伤方法。

家长、托儿机构等要防止儿童玩弄危险玩具、乱放鞭炮或乱投弹弓石子等，对儿童眼外伤应及时到专科治疗，以挽救伤眼，防治弱视的发生。

强调安全教育。首先家长应对宝宝讲解眼外伤的原因和危害，让宝宝增强自我保护意识。其次，远离危险，要把刀、剪等危险物品放到宝宝不能触及的地方，不买劣质、袭击性玩具，不让宝宝玩一次性注射器，禁放烟花、鞭炮，避免接近牲畜、家禽。

TIPS 眼科专家提醒，一旦发生眼外伤，要及时正确处理：化学伤要尽快就近用清水冲洗，然后再送往医院；发生机械性眼外伤，一定要及时就医；若遇开放性伤口，避免挤压和涂擦眼膏，应用硬纸盒盖简单保护后尽快送医院。

如何为宝宝营造安全的家居环境？

要防滑。地板砖本身较滑，要及时擦干地面的水或油渍，为防止打滑可铺上几块小地毯。

要防摔。因空间小，有的东西搁放在柜顶。取东西时，要格外小心，特别不要凳子摞凳子。宝宝登高拿东西需大人保护或帮助。

防磕碰。不要让宝宝在床上、地上翻跟头、蹦跳，因为空间有限，居室狭窄，很容易碰伤。

防坠落。住楼房，特别是三层以上，不要让宝宝从窗户、阳台往下探身，以防不慎掉下去。

🍃 **防扎伤**。不要让宝宝拿棍棒在屋内打逗，家里来人更要小心；使用刀、剪、锥子、改锥等工具时，要注意安全，不要随便乱放；掉地上的图钉要随手捡起，以免扎脚。

🍃 **防夹手**。房门、柜门、窗户、抽屉等开关时，容易夹手。木质的夹一下都很疼，何况铁、钢制的，所以不要猛然开关。

🍃 **防烫伤**。暖瓶、开水壶要放妥当，以免打破、踢倒而烫伤。不要让小宝宝自己倒开水，以免烫伤。玻璃杯在寒冷季节倒入开水会炸裂，不小心会烫伤或扎伤，用之前，应先用温水涮一下。

🎵 如何消除宝宝触电的隐患？

现在的家庭，小型家用电器越来越多，为了防止爱动的宝宝发生意外触电，妈妈和爸爸一定要提高警惕，消除宝宝触电的一切隐患。

由于宝宝好奇心强，又没有防范意识，看到什么都想动一动。为了宝宝的安全，家中的所有小型电器，在不使用时或使用完之后都必须拔除电源。

平时要把所有的小型家用电器，如吹风机、电熨斗、烫发器、电动剃须刀、小型电热毯等存放在安全的地方。因为宝宝已经有了初步的观察力和模仿力，如果宝宝学着妈妈或爸爸的样子，拿到什么电器并将插头往插座上插，就可能发生触电。如果在宝宝够得着的地方设有插座，最好换个地方，如果不能换地方可以用宽胶带把插座粘住。

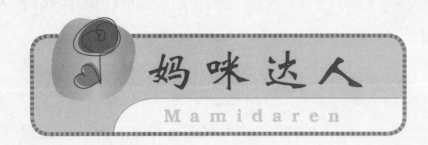

妈咪达人

Mamidaren

♪ 夏季如何防蚊子？

（1）小心自家养出蚊子。家中只要有死水（哪怕一点一滴），3天就可生出蚊子。要及时清理室内外垃圾，不要留死水。

（2）注意周围环境的影响。小区或小区周围铺有草坪，草需要浇水，下雨后也容易存水，所以草坪很容易滋生蚊子，需要经常喷药。

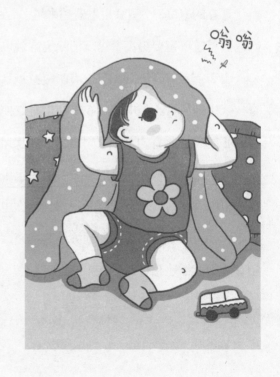

（3）注意关好纱窗、纱门，不要门窗大开让蚊子长驱直入。

（4）不要把易拉罐、矿泉水瓶、鸡蛋壳等容易积水的垃圾乱扔，垃圾桶最好用有盖的那种。

夏季防蚊五诀窍

夏天洗澡最好少用香皂。一般来说，蚊子喜食花蜜露，因此，使用香水、化妆品、面霜等带花香味的物品后，被蚊子叮咬的概率会上升。不过，并非所有的香味都会招惹蚊子，如男士常用的古龙香水中因带檀香味，反能起驱蚊的作用。

要多吃蔬菜。蔬菜中有一些含有蚊子不喜欢的气味，如含胡萝卜素的蔬菜及大蒜等有辛辣味的蔬菜，吃后，蚊子也会离你远点。

穿浅色衣服。伊蚊（又叫花斑蚊）最喜欢停在黑色衣服上。

尽量穿袜子。许多女宝宝喜欢光脚穿鞋，殊不知穿袜子后，蚊子感觉人的皮肤湿度降低、体表挥发物减少，会减少叮咬。

被叮咬后不能抓。抓挠后，皮肤里的组织液、淋巴液等渗出，肿成一个疱，就会越抓越痒，而且还不易消退。如果坚持不抓，一般 10 ~ 15 分钟后，痒感就能明显消退。

怎样处理和老一辈的育儿冲突?

🍃 **具体问题具体对待**。现在的年轻家长与父母在教育宝宝的看法上自然有不同，不能说哪种育儿方法绝对正确，或者专家的说法就一定适合我们的个体家庭。很多时候要具体情况具体对待，避免言语上的正面冲突，不要让宝宝感觉在这件事上大人们还有点意见不一，于是有空子可钻。

🍃 **借用事例经常交流**。爷爷奶奶可能没有那么多时间和精力来学习新的育儿理念，也有的受文化水平限制，一下子难以接受各种新的理论。妈妈可以在各种育儿书籍和网站中看到很多典型的事例，可以在茶余饭后用生动的故事和浅显的语言帮助家人接受新的育儿观念。

🍃 **试着理解和尊重对方**。不管宝宝的祖父母、外祖父母采取了怎样的育儿方式，其出发点总是好的，要尊重、理解老人的用心良苦。在教养问题上如果出现了分歧,开诚布公地商量是最好的方法,免得老人觉得在家里没什么地位、是儿女给他的下马威等,可以相互表达真实的感受,在此基础上,共同找出一个兼容并包的方法。

🍃 **发挥各自优势**。每个家长在教育宝宝方面都有自己的优势,作为爸爸妈妈要注意发现祖辈不同的性格特点和职业知识,更好地帮助宝宝全面成长。

♪ 怎样自制玩具?

家长在平时留心搜集一些日常生活中丢弃的废物,如废纸盒、糖纸、瓶盖、饮料瓶、废布头、毛线、无毒泡沫塑料,将其消毒,进行简单的归类,放置于一个大纸盒中,如需要可随时取得。

制作的玩具,不宜脱离宝宝的认知及周围生活。儿童很早就在用感官去看、去听、去说,去认识周围世界,所以自制玩具的内容要选择儿童经常看到的且喜爱的物体。如车辆、动物、房子、娃娃等,这样就能调动宝宝动手动脑的积极性,使之主动加入制作玩具的活动中。

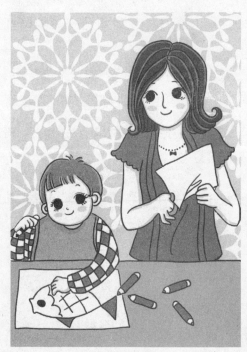

在制作玩具前,可让宝宝自己设计、想象,家长对宝宝的构思要加以肯定,宝宝能自己动手的尽量让他去做。

制作玩具的过程中应鼓励儿童和成

人一起动手。一些剪、贴、粘、折、缝纫的活动可根据儿童的年龄和能力，适当地让他们参加。例如，自制"鱼灯"，"鱼"可让宝宝画，涂上鲜艳的颜色，贴在硬纸板上后，由于纸板过硬，可由家长按"鱼"的轮廓剪下。灯上装饰花纹，宝宝可剪出各色窗花粘贴，灯穗也应让宝宝用纸剪成细条状，与家长共同粘贴。

 ## 如何自制宝宝的健康小零食?

健康小零食，能更好地满足宝宝对多种维生素和矿物质的需要。宝宝的消化系统尚未发育成熟，胃容量小，在两餐之间提供 1 ~ 2 次有营养的零食，可以补充营养素和热量，这比只吃三餐更容易获得营养平衡。

宝宝的营养零食可选：

蛋类、豆制品、牛奶、酸奶——含有丰富的钙和蛋白质，有益于骨骼和牙齿生长。

甘薯类——含丰富的维生素、矿物质和膳食纤维，有益生长。

动物内脏——含有丰富的维生素 A 和铁，是最好的补血佳品之一。

坚果类——含丰富的微量元素，既补身体又能益脑。

 ## 如何给宝宝选玩具?

玩具对婴幼儿各阶段的发展有相当深远的影响，那么，父母除需依宝宝各阶段的发展，为其选择适合的玩具之外，也应该懂得什么样的玩具才是所谓的优良玩具：

（1）可以帮助宝宝发展各阶段的基本动作。

（2）可以培养宝宝的学习能力。

（3）可以引发并培养宝宝的好奇心、探险性。

（4）可让宝宝获得满足感及成就感。

（5）可帮助宝宝用言语表达意思或发泄情绪。

（6）可培养宝宝良好的习惯。

除此之外，适用性、耐久性、安全性、经济性及不占空间都是一个优良玩具的必备事项。下面给家长们介绍一些最受宝宝们欢迎的玩具：

3月龄前：床头可放色彩鲜明的挂件玩具，多数宝宝会偏向右侧看，所以要把玩具挂在右上方，宝宝的手能触及的高度。

3~6月龄：宝宝喜欢用嘴探索物体，因此抓在手里能咬的塑胶玩具，是宝宝的喜爱；能转动、敲打、拍击的玩具，适合宝宝学习手眼协调。

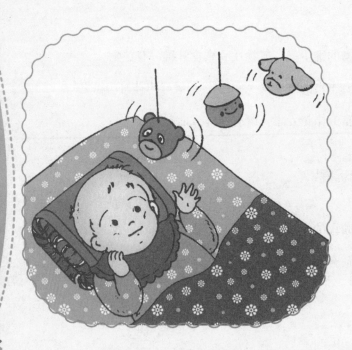

6~12月龄：宝宝处于精细动作的发展期，为宝宝提供不同材质、大小、色彩、声音、运动的玩具，让他去玩，如打击的小木琴、转动的玩具、开关的盒子等。

🍃 **12~36 月龄**：宝宝喜欢做精确而富有成效的工作，为掌握某一个动作，他会反复练习。或许在您看来宝宝是在玩，实际上他是在认真掌握动作技能与知识。此期应侧重手部动作的练习，逐步加入知识与游戏内涵的玩具，如拼图、组合、角色扮演等。

🎵 如何给宝宝买保险？

🍃 **据经济实力投保**。一般说来，在宝宝出生 30 天后，就可以为他们选购保险产品，保险专家建议，为宝宝购买保险时，应该遵守"先近后远，先急后缓"的原则，易发的风险先投保，按照意外险、医疗险、少儿重大疾病保险、教育险的顺序安排，有经济能力的才可考虑养老、投资理财型保险。

🍃 **首选意外、医疗险**。宝宝的医疗保险一般分为两种类型：一种是补偿型，以实际发生的全部费用为赔付上限，不重复赔付；另一种是根据诊断书赔付的大病险，只要宝宝确实患上保险范围内的疾病，保险公司就会赔付相应的额度。

另外，在条件允许的情况下，保险专家还建议附加住院医疗险和住院津贴保险。这样，宝宝生病住院，不仅医疗费用可以报销，大人还可获得 20 ~ 50 元 / 天的住院补贴。不过，幼儿的住院率非常高，从保险投入成本来看，一般买报销性的住院费用保险就可以了。

🍃 **投保并非越多越好**。从投保数额上说，目前，儿童险风险保障最高为 10 万元，购买两家公司以上可以累加，但超出 10 万元的部分无效。因为一般保险公司都规定，获保金额并不能累加，如果宝宝出现意外，医院提供的收费清单只能归属一家保险公司。如果想给宝宝买多份不同的保险，之前要仔细阅读保险条款，寻找理赔程序上没有冲突的产品，别花了冤枉钱。宝宝的父母如果参加了由政府机构或单位提供的少儿医疗保险，再为宝宝选择商业险时，只需要补充那些不足的部分就可以了。

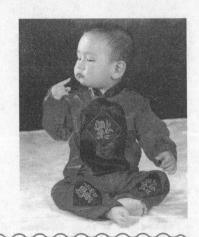

投保小贴士

(1) 为宝宝买保险，保险费不要超过投保人年收入的10%。

(2) 如经济不是特别宽裕，宝宝重大疾病险保额可定在5万～10万元，这样就可以打消对绝大多数重大疾病的担心。

(3) 各家保险公司产品大同小异，只是包装组合不同而已。所以，保险代理人的选择显得更为重要。

(4) 如果经过比较对保险合同不满意，或者听说还有更合适的产品，可以充分利用犹豫期终止合同。

(5) 购买保险后，记住抽空翻翻抽屉，及时了解自己宝宝拥有哪些保险保障，按时去取钱。

 如何厨房育儿?

会做家务代表一个人最基本的生活能力，也是增进家庭生活情趣、建立儿童人际关系的基础。厨房育儿不仅能培养儿童的动手能力，更重要的是能培养宝宝一种乐观的生活态度。

妈妈做饭时，可以允许小孩开碗柜门，并将最下面一格腾空，放进宝宝的玩具，于是宝宝欢天喜地地学着妈妈的样子放进拿出，饶有兴致。但渐渐地，他们不满足于只是在碗柜旁玩，而更想向着妈妈切菜的主战场挺进。可以买些安全的儿童厨房用品。

渐渐地，妈妈发现，其实即便不买儿童用具，也完全可以进行厨房育儿。比如，一开始让宝宝择菜、洗菜（如果怕弄不干净，妈妈可帮着一起做）。当然，在这期间，大人一定要密切关注他的动作。

如何给宝宝安全用药？

原则1：谨慎选择用药品种：

不可简单地用成人的药品直接减量服用，最好选用宝宝专用药品。例如，新生儿使用阿司匹林易在胃内形成黏膜糜烂；感冒通可能造成儿童血尿。

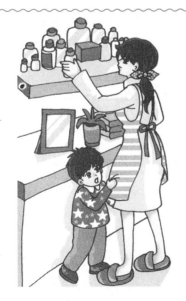

原则2：联合用药要控制：

由于药物之间产生物理吸附或化学络合作用形成配位络合物，联合用药不当时会影响药物的疗效，不良反应的发生率亦随之增高。例如，在服用抗菌素期间，应暂停服用钙片等药品。

宝宝用药品种应尽量减少，一般联合用药品以不超过3~4种为宜。

原则3：用药剂量严格计算。

宝宝用药的剂量一般可按照宝宝的年龄、体重、体表面积三种方法计算。

按年龄计算比较简单（肥胖或瘦弱患儿除外），即不同年龄儿童的用药是成人剂量的：1个月为1/14、6个月为1/7、1岁为1/5、2岁为1/4、4岁为1/3、6岁为2/5、9岁为1/2、14岁为2/3。

TIPS

按体重计算是最常用、最基本的计算方法，可算出每日或每次的需要量：每日（次）剂量＝患儿体重（千克）×每日（次）每千克体重所需药量（剂量见药品说明书）。

妈妈同时应注意计算联合用药时同一类药物的总用量，例如，服用小儿速效感冒颗粒同时使用其他退烧药时，因都含有解热镇痛药成分，剂量应适当减少。

原则4：营养药不可滥用。

饮食正常的儿童一般不必服用营养药，如因某种原因缺乏维生素和微量元素需要补充时，应咨询医生适当补充。临床显示，过量补充微量元素锌易发生脓疮病；长期服用鱼肝油会引起慢性中毒，大剂量长期服用钙剂和维生素C会造成泌尿道结石。

原则5：喂药方法要适当。

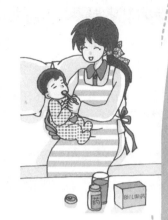

宝宝一般都不喜欢服用药物，家长不应捏着鼻子、掰开嘴强灌，也不能在宝宝睡熟、哭闹或挣扎时喂药，以免呛入气管发生危险。

对大宝宝应说服讲道理；喂小宝宝可将药物研碎（肠溶片、控释片、薄膜衣片除外）裹在易消化的食物中服用；哺乳期的宝宝除可将药研粉溶入糖水外，还可将药粉附着于奶嘴上，使药物与奶水一起服下。

🎵 怎样选购宝宝的服装?

看清婴幼儿服装的标识。按照国家相关规定，24 个月以内的婴幼儿服装为 A 类产品，其甲醛含量、pH 值、色牢度等指标均严于其他级别的纺织品。为此，家长在购买婴幼儿服装时，要仔细查看服装标识上是否标有"A 类"、"婴幼儿产品"等字样。同时，不要购买色彩过于鲜艳，或有浓烈气味的服装，以防甲醛超标。

注重婴幼儿服装的做工。婴幼儿服装的主要功能是保暖，家长应尽量选购没有装饰物或饰物较少的衣服，防止擦伤宝宝的皮肤。另外，婴幼儿生长发育较快，服装宜大不宜小。式样要简单方便脱换，领口帽边最好没有绳带，套头衫最大领围要大于 52 厘米。

注意婴幼儿服装必须注明"不可干洗"。婴幼儿的肌肤比成人娇嫩，干洗剂中可能含有刺激婴幼儿皮肤的物质，干洗后可能对婴幼儿皮肤造成伤害。所以家长选购婴幼儿服装时，要注意服装在洗涤提醒上，除了"不可氯漂"外，是否注明"不可干洗"。另外，家长购买服装后，要及时剪除衣物标签，衣服清洗后再穿。

如何布置装修儿童房？

鲜明的色彩、夸张的造型。一些象形的壁灯、台灯，巧妙地表现了宝宝的性格特点，也同时激发了宝宝的想象力。形形色色的、色彩鲜艳和生动活泼的布艺，则使儿童房充满特色。鲜艳的色彩除了能吸引宝宝的目光，还能刺激宝宝视觉发育，提高宝宝的创造力，训练宝宝对色彩的敏锐度。

兼顾趣味性和实用性。由于宝宝有各种不同的玩具经常要拿进拿出，所以儿童家具既要有良好的收纳功能又有一定的展示功能。在房间墙壁中留一块让他信

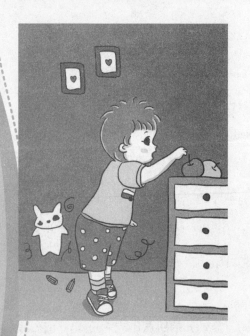

手涂鸦的空间也十分重要。尺寸按比例缩小的家具，伸手可及的搁物架和茶几能给他控制一切的感觉，满足他模仿成人世界的欲望。

大宝宝则钟情于可以充分施展爱好，并用来学习的地方，最好还可以用来接待同学共同学习玩耍，他可不希望自己的房间宝宝气太足。儿童家具要多选用组合式、多功能性、趣味性的，要留有余地，不要一次到位。

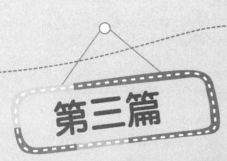

第三篇

幼儿期（2～3岁）

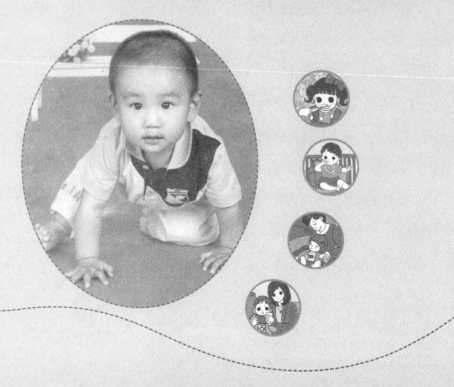

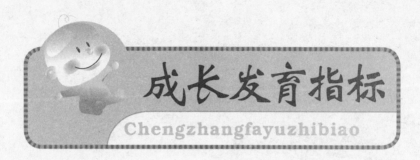

成长发育指标
Chengzhangfayuzhibiao

♪ 宝宝何时会跑步?

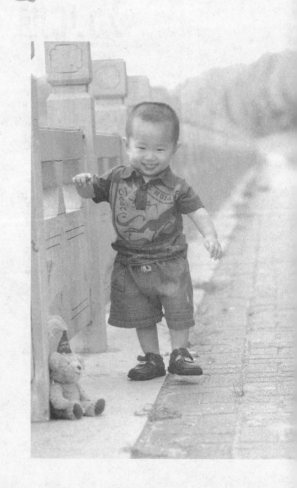

宝宝在2岁以后,跑是有腾空的过程,尽管短暂,但已开始出现真正意义上的跑。由于此时宝宝身体形态仍然是头大、躯干长、四肢短,另外,宝宝的双腿力量还比较弱,平衡能力还不是掌握得很好,所以,跑起来仍显得头重脚轻,摇摇晃晃,步幅小,步频较快,而且容易摔倒。为了保持身体的平衡,两脚间的距离也比较宽。但不管怎样,宝宝的运动能力又上了一个新台阶,跑对宝宝运动技能的发展非常重要。

宝宝何时会跳起?

2 岁时的宝宝，大多能并起双脚在原地跳动，但跳得不高。跳时还不会用前脚掌用力蹬地，以及两臂上摆配合跳起来；落地时，也不会前脚掌落地，不会使两臂弯曲向上摆动，以保持身体平衡。而且，宝宝跳时，上臂的摆动和脚的蹬、伸配合也不好。因此，整个动作显得较僵硬，落地时身体不稳，动作不协调，且易摔倒。但到了 3 岁以后，一些发育快的宝宝不但能在原地双脚跳，且能双脚并拢。也有的宝宝开始学跳远时，跳起和落下的两脚尚不能并拢，但没有关系，经过训练和练习，会逐渐跳好的。可以在宝宝练习跳之前，家长先做示范，练习的场地要平整、松软，宝宝练习跳时一定要注意安全，以免发生意外。

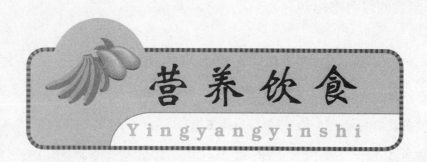

营养饮食

Yingyangyinshi

2～3岁宝宝的饮食有何特点?

2岁以后的宝宝走路已经十分自如,活动范围也不断扩大,智力发展正处于关键时期,所以这一阶段要补充足够的热量和营养来满足宝宝的需要。

(1)要注意食品的多样化:各类食品之间调配得当,不能偏食,保证营养均衡。

(2)2岁以后宝宝已长出20颗左右的乳牙,有了一定的咀嚼能力,将蔬菜、肉类等食品切成细丝、小片或小丁即可。米饭、饺子、包子等各类面食对宝宝来说都是适宜的。

(3)宝宝的饮食要考虑到色、香、味、形及品种变换,以增进宝宝的食欲,但是不要给宝宝吃刺激性的食品,也不宜给宝宝吃油饼、油条、炸糕等油炸类食品。

(4)根据宝宝食量大小,每天安排三餐两点,以保证每天摄入足够的食物和营养。可以选用牛奶、水果、营养饼干等作为点心,但应控制宝宝吃点心的时间和数量,避免影响正餐。

如何把握宝宝吃零食的量？

妈妈应在自己身上多找原因。

一般特别爱吃零食的宝宝往往都有进食问题，妈妈应在自己身上多找原因，如在正餐时逼迫宝宝吃不喜欢的东西，总是催促宝宝快吃，没有营造一个安静愉快的进食环境，结果导致宝宝正餐没吃好，只好依靠零食来弥补。

不要用零食来宠宝宝。

有的妈妈对宝宝百依百顺，如宝宝觉得零食好吃，便允许他没完没了地吃，一味地迁就。在给宝宝拿零食时，最好不要让他看见装满零食的盒子，妈妈可事先把要给宝宝吃的零食拿出一点，放在一个器皿里，宝宝以为就这么多，吃完了自然也就罢休了。尽量不要养成领宝宝去逛超市，在玲琅满目的食品面前让宝宝自己选的习惯，任性的宝宝会坐在小食品柜前不走。

饭菜的外观要吸引宝宝。

妈妈在为宝宝做正餐时要在色、香、味、形上多下些工夫，吸引宝宝的注意力。宝宝正餐吃好了，对零食的兴趣自然也就降低了。

不要采取吊胃口的做法。

不能为了引诱宝宝做某些事，就用他们喜爱的零食来吊胃口。这样，会使宝宝养成消极、被动做事情的不良习惯。

可以让宝宝夏季吃冷饮吗?

夏天天气闷热难耐,宝宝常出现精神不振、消瘦(俗语称"苦夏")等现象。因此,适当吃点冷饮能帮助宝宝消暑解渴,还可助消化。但多吃、常吃可不行,过多摄入冷饮会引起宝宝胃肠道疾病,也可伤害牙齿。

冷饮种类有:

(1)新鲜的蔬果榨汁或生吃,如西瓜、黄瓜、西红柿。

(2)适量的奶制品,如牛奶、酸奶等。

(3)含有牛奶的冰糕、冰激凌也是宝宝消暑解渴的不错选择。

(4)凉白开水、矿泉水。

TIPS

不宜多食冷饮。不论冷饮多么美味可口,都不能连续大量地吃,要根据宝宝的身体状况作为奖励方式,以免宝宝养成不良习惯。

不宜冷热交替食用。宝宝胃肠道黏膜非常娇嫩,受不了冷热交替的强刺激。饭后立即吃冷饮,会导致黏膜血管持续收缩而缺氧、水肿,胃酸分泌减少,影响消化。

防龋食物有哪些?

鱼肉、米、扁豆、豌豆和蚕豆这些食品含磷量高,磷酸盐可形成缓冲系统,防止口腔过度酸化。儿童应多吃一些豆类、豆制品、蔬菜、鱼、虾等钙质丰富的食物,以供给足够的矿物质和维生素,使牙齿得到正常的发育。

牛奶和乳制品中含有大量的钙,钙能抑制细菌产酸,从而能防止牙齿的钙磷化合物溶解。此外，牛奶中所含的免疫球蛋白和酶等能抑制口腔中的细菌生长。

含氟较多的食物有鱼、虾、海带、海蜇，茶和矿泉水中含量也不少，氟能与牙质中的钙磷化合物形成不易溶解的氟磷灰石，从而防止细菌所产生的酸对牙质的侵蚀。

应多食用烹调加工不过于精细的食物，因其所含的脂溶性维生素和矿物质较多，进食时需要较大的咀嚼力，咀嚼可促进唾液分泌，除帮助消化外，还可起到洗擦牙齿的作用。应少食用加工过细的精制食品，另外，话梅、巧克力、汽水、糖果、糕点、饼干等也要少吃。

水果，如苹果、生梨等在进食时可起到对牙齿的机械擦洗作用，擦去黏附于牙齿表面的细菌。此外，水果中的果胶还有抑制细菌的作用。蔬菜含有许多微量元素和大量的维生素 C，也是很重要的抗龋营养素。而蔬菜纤维通过对牙面的机械性摩擦清洗和刺激唾液腺分泌，可以减少食物的黏附和牙菌斑的形成。另外，植物油能在牙齿表面形成疏水层，可以保护牙齿，防止牙质溶解。

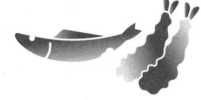

给宝宝喝水有哪些注意事项？

（1）生水不能喝，因为生水中有很多的细菌、虫卵，饮用后会引发多种疾病。

（2）蒸锅水不能喝，蒸锅水是指反复烧开的开水，反复烧开的水中亚硝酸盐的含量增多。

（3）久存的开水不宜给宝宝饮用。

（4）太烫或太冷的水不能喝，更不要冷热交替。

（5）不要一次过量喝水，这样会引起胃扩张，如果大量出汗，应该少量多次饮淡盐水。

（6）剧烈活动后或劳动疲劳后不要饮水过快，饮水过快会使血容量迅猛增长，加重心脏的负荷，久之造成心力衰竭。有心脏病的宝宝更应该注意不要饮水过快，可以先润润喉咙，再少量频饮。

（7）饭前和饭后不要大量喝水，以免冲淡胃液，影响消化。

（8）饮料不能替代白开水。

（9）睡觉前不要喝太多的水，以免增加排尿次数，影响睡眠质量。

（10）教育宝宝养成良好的喝水习惯。

如何防止吃出"性早熟"？

滥用补品。像雪蛤、冬虫夏草、人参、牛初乳、蜂王浆、花粉制剂、鸡胚等补药不要给宝宝服用。还有某些标榜能让宝宝"长高长壮"的口服液有相当部分含有激素。

家禽脖子。现在的家禽多是被"催熟"的，而禽肉中的"促熟剂"残余主要集中在家禽头颈部分的腺体中，因此，长期吃鸡、鸭、鹅的颈部，就成了"促性早熟"的高危行为。

反季节的水果。冬季的草莓、西瓜、葡萄、西红柿等，春末提前上市的梨、苹果、桃和橙等，几乎都是在"促熟剂"

的帮助下才反季或提早成熟，因此，必须避免给宝宝食用。

🍃 **油炸类食品**。特别是炸鸡、炸薯条和薯片等。高的热量会在宝宝体内转变为多余的脂肪，引发内分泌紊乱，导致性早熟；而且食用油经反复加热使用后，高温使其氧化变性，也是引发"性早熟"的原因之一。

🍃 **老火靓汤**。如果煲汤时连动物的内脏一起煲的话，其中的甲状腺、性腺等含有激素的物质，会析出通过进餐进入人体，因此，给宝宝喝的汤要少放动物内脏。

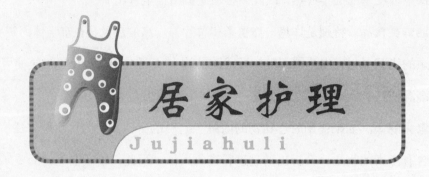

居家护理

Jujiahuli

🎵 怎样让宝宝科学看电视？

宝宝和电视机保持一定距离，一般来说是电视机屏幕对角线的4~6倍。屏幕较亮时，距离可以适当再远些。

最好让宝宝坐在电视机的正前方，如果坐在旁侧，观察角不应小于45度。

电视机安放的高度要合适，电视机的屏幕中心最好与宝宝的眼睛处在同一水平线上或稍微低一些。

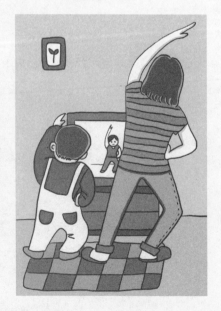

晚上看电视时，不要把灯全部关上，而应让房间保持一定的亮度，但不要让光线直接照射在屏幕上。

每次不宜看太久，一般看半个小时就该休息了，让宝宝看看远景，以免眼睛过度疲劳而影响视力。

父母不要把看电视作为主要的休闲娱乐。

　　父母要和宝宝一起看电视。可以指给他看有趣的东西，可以有更多语言的交流。如果有幼儿节目或体操节目时，可以在电视机前和他一起做做、玩玩。有不适宜的内容时，家长也能及时转台或关掉电视机。

　　生活单调是宝宝对电视产生依赖的重要原因之一。将玩具放在触手可及的地方，以便随时取用；教他自制玩具；让阅读成为宝宝生活中重要的一部分；带宝宝外出活动；培养其他兴趣，如听音乐等。

可以让宝宝玩手机吗？

　　儿童使用手机时，大脑对手机电磁波的吸收量要比成人多 60％。尽管手机电磁波辐射对人体造成的危害还没有足够的科学证据，但是手机对人体的危害还是不能排除的。很多癌症的潜伏期在 10 年以上，短期内的试验是不能完全说明问题的，在使用手机时还是应该小心。

　　科学家指出，儿童用手机会造成记忆力衰退、睡眠紊乱和其他健康问题。儿童用手机的危害之所以特别大，因为其免疫力差，还处在生长发育阶段，大脑正在迅速发育，脑壳薄，容易被辐射穿透。人的身体是一台非常敏感的电化仪器，手机发射出的微波作用对人体细胞的稳定性有影响。它主要影响人的神经系统，引起头痛、记忆力丧失和睡眠障碍。对于正在发育中

TIPS

睡觉时不要将手机放在枕边，很多人为了接听电话方便，随手就把手机放在了枕边，这样对头部的影响很大，也会伤害到睡在一起的家人，尤其是宝宝。另外，最好在睡觉时能不开机就不开机。

205

的宝宝来说，这种不良影响更大，轻则造成抵抗力降低、生长发育迟缓，重则引起身体的病变，增大白血病以及恶性肿瘤的发生率。

 为何不要给宝宝穿露脚趾的凉鞋？

据有关统计数据显示，在每一年的夏季，在宝宝脚趾受伤的案例中，有很大部分是因为穿了裸露脚趾的凉鞋所造成的。

因为宝宝还小，动作还不够灵活，身体协调能力也很差，但是他又非常好动，一刻也不愿意安静，这时如果穿露脚趾和脚后跟的凉鞋很容易让宝宝的脚受到伤害。宝宝的脚容易碰到地上突起的硬物或者石头而受伤。当宝宝拿着较重的东西不小心掉下来时，也很容易让脚受伤害，重者造成指甲脱落，甚至趾骨骨折等。因此，父母在给宝宝选择凉鞋的时候，不要因为图凉快而增加宝宝脚部受伤的风险。

 如何让宝宝睡好午觉？

对很多活泼好动的宝宝来说，请将午睡这个词从你的字典里除去，用每天的"安静时间"来代替它。在这段时间里，宝宝必须躺在床上，他可以看看书，或者和他的玩偶玩，或者听听音乐。为这段"安静时间"设个闹钟，让宝宝知道他可以在铃响的时候起床。如果宝宝真的累了，那么这段"安静时间"将会自然转变为午睡，如果他没有午睡，也会给你一段安静的时光。

引进一个"故事时间"，在这段时间里，宝宝可以躺在床上听故事。选择一些能够形成安静氛围的床边故事。一旦故事结束，宝宝也能够得到休息，一个疲惫的宝宝可以很安静地睡着。

很多宝宝担心一旦自己睡着，就会错过一些重要的事情。让宝宝知道在他休息的这段时间内你会做些什么。让那些事情听起来很无聊，并且保证在休息时间结束之后会进行一些有趣的活动。

增加宝宝在上午的活动量，并确保他的饮食很健康。午饭切勿让宝宝吃得过饱、过杂，否则胃不舒服，宝宝同样难以入睡。

创造安静的午睡环境，帮助宝宝养成良好的作息制度，可以放下窗帘，以免阳光刺眼，入睡时间到了，大人们说话的声音应尽量放低。

♪ 何时开始培养宝宝自己刷牙？

2岁后的小宝宝就可以开始学习刷牙了。父母可以为宝宝购买儿童专用的牙刷和漱口杯。每天父母刷牙时，让宝宝学习模拟刷牙，父母要非常耐心地教宝宝正确的刷牙方法。同时要培养宝宝的刷牙爱好。从2～3岁，大约1年的练习，宝宝基本可以学会刷牙了。当宝宝3岁后，就可以自己独立刷牙了。

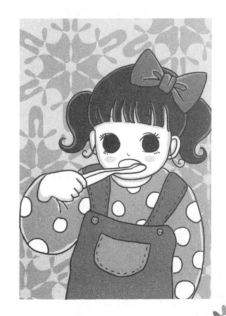

宝宝刷牙的正确方法是什么？

刷牙时间以早晚各一次为宜。将刷毛放在牙齿近牙龈部位，刷毛和牙面呈45度角倾斜。刷上牙时，牙刷从上往下刷，刷下牙时，牙刷从下往上刷。每个牙面要刷8~10次。

刷牙不但要刷牙齿外侧面，也要刷牙齿内侧面和咬合面。按一定顺序刷，从左到右，再从右到左。刷全口牙齿2~3分钟。

刷牙时不能用太大力气，要仔细认真刷，才能把牙菌斑刷除。儿童的乳牙较小，只要认真刷牙，不必使用成人用的牙线。当宝宝塞牙取不出嵌塞食物时，可以用牙线帮助剔除嵌入的食物。

 怎样给宝宝选择牙刷和牙膏？

幼儿口腔黏膜娇嫩，要选用毛软、刷毛尖端经过磨毛处理的牙刷，牙刷大小也要按宝宝的年龄和口腔大小来选择。不宜过大，刷毛也不宜过硬。

儿童保健牙刷的规格是毛束高度为8~9毫米，刷毛长度不超过25毫米，宽度不超过8毫米，毛束排数不超过3排。不要与成人牙刷混用。牙刷使用后彻底洗干净，将牙刷头朝上放到杯子里，存放到通风干燥的地方，假如发现牙刷毛弯曲，应及时更换。一支牙刷使用3~6个月，假如宝宝患有重感冒或其他疾病，牙刷的刷毛间可能留存有病

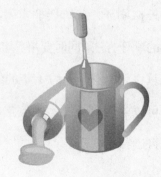

菌或病毒，这时对牙刷要进行消毒处理，或更换新的牙刷。

2~3 岁的宝宝不会吐出牙膏泡沫，还有可能将部分泡沫吞入腹中，假如使用含氟量较高的成人牙膏，对健康是不利的。因此，太小的宝宝可不用牙膏刷牙，在宝宝 3~4 岁后，可以自己吐出唾液，再开始使用牙膏为宜。

 要定期检查宝宝的牙齿吗？

定期检查牙齿可有病早治，无病预防。一般来讲，0~5 岁时每隔 2~3 个月检查一次；6~12 岁时每隔半年检查一次，12 岁以上每年检查一次。

宝宝出现小乳牙早失时，赶快带到牙科做牙齿间隙保持，以免影响恒牙的发育和萌出；出现反颌、牙列拥挤、牙齿错位等情况，也应及早去口腔科，积极配合医生治疗，尽快矫正过来。

 如何选购适合宝宝的护肤品？

🍃 **买专业产品**。建议到进货渠道正规的大型商场、超市购买，在选购儿童护肤品时应该选择那些不含香料、酒精、无刺激、能很好保护皮肤水分平衡的润肤霜，成分越单纯，对皮肤刺激越小。宝宝的抵抗力弱，选择护肤品时一定要慎重，要挑选质量好的产品购买，千万不能贪图便宜。

🍃 **选择成熟产品、老产品**。即使是专门生产儿童化妆品的厂家，生产的新产品也最好不要买。先等一等或者局部试一试，发现没有问题后再买。宝宝护肤品的牌子不宜经常更换，以免使宝宝皮肤产生过敏等不适症状。如果在使用过程中发现宝宝眼睛充血、流泪，一定要立即停止使用。

🍃 **要看细节**。注意查看包装中是否有生产企业的卫生许可证号，厂名厂址是否完整，包装是否完好及印刷是否清楚；看产品说明，如保质期及有无"皮肤过敏者慎用"等警示语句。此外，选用婴幼儿产品时，应选择那些婴幼儿不易打开或弄破包装的护肤品，防止其摄入或吸入有害物质。

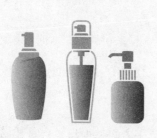

TIPS 由于婴幼儿护肤品每次用量较少，一件产品往往要用相当长的时间才能用完，因此产品稳定性要好，购买时除注意保质期外，还应尽量购买小包装产品并进行小面积的使用。

🎵 如何应对宝宝的夜惊和梦魇？

🍃 **夜惊**。

如果宝宝从睡梦中突然惊醒，面露痛苦的表情，或是爬起来坐在那里，呼吸急促甚至出汗，几分钟后，宝宝又自然入睡。这种夜惊在宝宝醒后通常不会记得。此现象的出现与宝宝发育阶段生理功能的暂时失调有关。

提示：宝宝出现夜惊，妈妈不要叫醒他，可以用温毛巾给他擦脸，并抱住他。过后，可让宝宝重新入睡。平时要培养宝宝良好的睡眠习惯，给他充分的休息时间。

🌿 **噩梦。**

噩梦一般出现在睡眠的后半阶段。在将醒未醒之际，宝宝常感到身躯和四肢难以动弹，如同被什么东西压住了似的，须几经挣扎，才能完全清醒。与夜惊不同的是，在噩梦中惊哭的宝宝常常会自己从梦中惊醒或者被妈妈叫醒。宝宝通常能记得让他恐怖的梦境，很容易接受妈妈的慰抚。

提示：为了避免梦魇，临睡前不要给宝宝吃得过饱，也不要让宝宝接触恐怖紧张的场景或故事情节。发生梦魇后，别问宝宝梦境的细节，只要抱住宝宝轻声安抚即可。

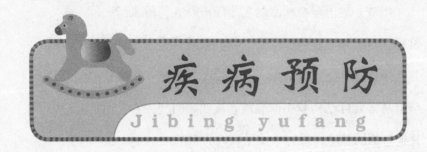

疾病预防
Jibing yufang

♪ 宝宝为何流鼻血？

宝宝流鼻血是由于鼻黏膜血管丰富，黏膜较脆嫩所致的。宝宝流鼻血一般是突然就开始流，父母应首先保持镇定，让宝宝采取直立坐姿，头稍微前倾，尽量将血吐出，避免将血咽入胃中刺激胃；然后用大拇指和食指轻捏住宝宝的两侧鼻翼，也可用干净的棉球、纱布填塞鼻孔止血，同时可用凉毛巾敷额头及鼻部，也有利于血管收缩、止血。在此过程中让宝宝保持安静、避免哭闹、搓揉鼻子；经过上述处理，一般在几分钟内止住鼻血，如果几分钟内仍不止血，则应去医院就诊。

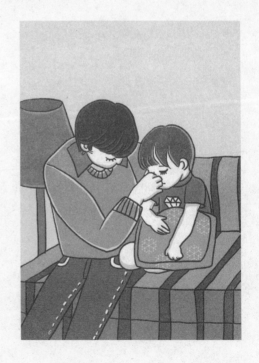

宝宝体重偏低是何原因，怎么办?

宝宝体重偏低的原因很多，最常见的原因是宝宝吃得太少或偏食、挑食导致营养缺乏，使体重偏低。有一些慢性疾病（如反复呼吸道感染、慢性肝炎、肠寄生虫病等）也会导致宝宝体重偏低，而且宝宝多伴有消瘦、食欲不振和消化不良等现象。还有就是体质方面的因素，多有家族史，宝宝没有明显的疾病存在，生长速度正常，体重较轻。

对由于营养因素引起的体重偏低，主要是通过调整饮食、增加营养、合理进食；对由于疾病引起的体重偏低，应先治疗原发病，辅以营养调整和补充；对由于体质因素引起的体重偏低，可增加能量和蛋白质的供给，同时还要注意休息。

一旦出现体重偏低，家长最好带宝宝去医院做进一步检查，找出病因，对症治疗。

宝宝夜里肛门痒是何原因?

宝宝有可能患有蛲虫病。蛲虫是一种白线头样的小虫，此病的发病率很高。在儿童中可达51%，其中以3~7岁儿童感染率最高。有的宝宝夜里睡觉，屁股就痒，而且用手不停地挠。有时甚至把皮都挠破了，严重地影响了宝宝的睡眠。产生这种现象的原因是，白天寄生在盲肠处的蛲虫，夜晚爬到宝宝的肛门处产卵，刺激肛门，使肛门发痒。

宝宝得了蛲虫病要及时治疗,常用的方法是每天晚上用温水和肥皂水洗肛门,然后涂上蛲虫膏，也可在医生指导下口服驱虫药。在治疗的同时要加强清洁卫生，宝宝的衣服、被褥要拆洗晾晒，彻底消毒，宝宝的用具和玩具都要进行消毒，并要经常给宝宝剪指甲，养成饭前便后洗手的卫生习惯，避免重复感染。

 宝宝肥胖的发生有哪些原因？

根据肥胖发生的原因及处理的方式不同，通常将肥胖分为单纯性肥胖和继发性肥胖。

单纯性肥胖是最常见的肥胖，主要是由于糖和脂肪含量较高的食物摄入过多使能量摄入过多，以及活动过少致体内能量消耗减少，多余的能量转化成脂肪积储在体内，从而出现肥胖。单纯性肥胖和遗传因素也有关系，父母都肥胖的，其70%～80%的宝宝也肥胖。

单纯性肥胖的宝宝生长发育一般较快，智力、性发育均正常，皮下脂肪分布一般较均匀，但有时因会阴部脂肪堆积过多而出现假性阴茎短小、假性隐睾等性发育异常的假象。肥胖的宝宝活动后易出汗，易出现呼吸急促，也容易出现疲劳。同时，宝宝会因肥胖而感到害羞、怕与人接触，精神上压力大，由此可引发性格的改变。

单纯性肥胖的治疗，主要是调整饮食和适当地增加运动量。调整饮食和增加运动量均应在医生的指导下进行，治疗不能求之过急。目前，市场上各种所谓"减肥"药很多，但对儿童来说，最好不要用减肥药。

继发性肥胖多由各种疾病引起，如肾脏疾病（多因长期使用皮质激素引起肥胖）、脑炎后遗症的肥胖等。这类肥胖患儿，其皮下脂肪分布不均。宝宝除了肥胖外，还有原发疾病的表现存在。对继发性肥胖的处理，主要是积极

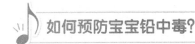
治疗原发疾病。

🎵 如何预防宝宝铅中毒？

经常清洗儿童的玩具和其他有可能被宝宝放到口中的物品。定期用水和湿布清洗室内，去除铅尘。食物和餐具要遮挡以防铅尘。日常开窗流通空气。

检测水源以确保铅和其他矿物质的安全含量。不要使用早上水龙头刚打开时流出来的水。水沸腾时间不超过 5 分钟。久沸会浓缩水中的污染物，包括铅。

父母还要督促宝宝勤洗手和改掉啃指甲、玩具、笔头的习惯，其中洗手可以洗掉 90％ 左右的铅，起码可以保持一顿饭的时间。

不要带宝宝到汽车流量大的马路和铅作业工厂附近玩耍。

如果有父母从事与铅尘有关的工作，千万少在家中抖衣服，以免宝宝吸入。

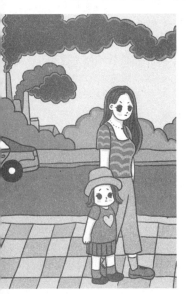

不要将酒精饮料或酸性食物（如醋、水果汁）或用马铃薯做成的食物长时期存放在含铅水晶玻璃器皿或铅釉的陶瓷杯子中。不要用水晶盘子或玻璃器皿盛装宝宝的食物。忌将面包袋翻过来装食物，因用于印刷标签的油墨含有对人体有害的铅。

家长也要从饮食上帮宝宝提高抵抗力。儿童应定时进食，空腹时铅在肠道的吸收率可成倍增加，保证儿童的日常膳食中含有足够量的钙、铁、锌等微量元素。注意不购买铅焊料封口的罐头食品，以防铅渗入到食物中；少吃含铅较高的食物，如松花蛋、爆米花等。

家中如果装修，应尽量选择低铅涂料。

如果宝宝急性铅中毒，应马上入院治疗。如果非急性铅中毒，目前可以治疗的方法就是使用金属硫蛋白，它能起到清除自由基，平衡微量元素的作用。

宝宝患荨麻疹怎么办？

荨麻疹俗称"风疹块"，是皮肤黏膜的暂时性血管通透性增强和水肿，是宝宝常见的儿科过敏性皮肤病。荨麻疹多发病急，最初为烦躁、皮肤瘙痒，很快出现大小不等的风团，呈淡红色或苍白色，形态不规则，迅速增大增多，融合成片，伴有烧灼和刺疼，时起时落，消退后不留任何痕迹。因为痒，宝宝烦躁，到处乱抓，往往越痒越抓，越抓越多。

家长要护理好宝宝，防止宝宝抓挠，造成皮肤破损而引起继发性皮肤感染。如果消化道受累，表现为呕吐、腹泻、腹痛；气管、喉头受累，可出现憋气、胸闷。若出现这些症状，就是全身性急性荨麻疹，必须及时去医院就诊。发生在眼睑、口唇及外生殖器等组织疏松部位时，表现为局限性的水肿。

TIPS 宝宝患荨麻疹多是过敏反应所致，以药物、食物和感染为常见病因。因年龄不同，饮食种类不同引起荨麻疹的原因各异，如宝宝以母乳、牛奶、奶制品喂养为主，可引发荨麻疹的原因多与牛奶及奶制品的添加剂有关。

宝宝患了流行性腮腺炎怎么办？

流行性腮腺炎又名"痄腮"，以冬春季易于流行，是由腮腺炎病毒引起的一种急性传染病。多数宝宝以耳下肿大和疼痛为最早出现的表现，腮腺肿胀多为双侧，先是一边肿大，过了 1 ~ 3 天另一边也会肿大，两边腮腺同时肿的宝宝也不少见；少数宝宝表现为在腮腺肿大的 1 ~ 2 天前，出现发烧、头痛、呕吐、食欲不振等不适症状，继而出现一边或两边耳下的疼痛，腮腺随之肿起来。

由于此病传染性强，建议在宝宝肿胀消失前，避免接触其他宝宝，要隔离至腮肿完全消退为止。患儿用过的食具、玩具、毛巾等应煮沸消毒，居室经常通风换气，这样既能使居室内空气新鲜，又可达到消毒目的。患儿要好好休息，合理饮食，可以吃富有营养易消化的流食、半流食或软食，不要吃酸、辣、甜味过浓及干硬食物。因为，这些食品易刺激腮腺使唾液分泌增加，刺激已红肿的腮腺管口，使疼痛加剧。要注意多给宝宝喝水，这样有利于退热及体内的毒素排出。同时还要注意口腔护理，防止继发感染。

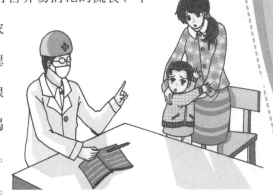

🎵 宝宝脱肛怎么办？

脱肛是指肛管、直肠向外翻而脱出肛门外，又称为肛管直肠脱垂。多发生在 4 岁以内的宝宝，1 岁以内的宝宝很少患此病，脱肛随着年龄的增长大多可自行痊愈。

脱肛的早期表现仅在排便时有一团红色的又湿、又软的肿块脱在肛门口，便后肿块很快回缩到肛门内。反复发作后，肿块不能立即回缩，必须用手帮助把肿块回复。由于经常脱肛，黏膜受到摩擦刺激，黏液分泌增多，黏膜出现充血、水肿、出血、溃疡，甚至坏死。

可以通过以下几点避免宝宝脱肛的发生：要使宝宝养成每日定时排便的好习惯，保持大便通畅，切忌坐便盆时间过长；有便秘的宝宝，平时应多喝水、多吃富含纤维素的食物、多吃新鲜蔬果；有咳嗽及反复腹泻的宝宝，应积极治疗原发病，以预防脱肛的发生。对经常脱肛不能自行回复的，必须去医院进行治疗。如果一般的保守治疗仍然没有效果，就必须进行手术。

如何预防宝宝患秋季腹泻？

秋季腹泻发病季节多在 9~12 月，呈散发或小流行，经粪—口传播，也可经呼吸道感染而致病。潜伏期 1~3 天。多发生在 6~24 个月婴幼儿，4 岁以上宝宝少见。引起秋季腹泻的主要祸首是轮状病毒，目前尚无针对轮状病毒的特效药。秋季腹泻在临床上有感冒、呕吐、腹泻三大特征。

宝宝患秋季腹泻后预防和纠正失水、合理饮食和适当用药，可缩短病程，很快恢复，对健康影响不大。若处理不当，常并发脱水、酸中毒及电解质紊乱，严重会危及宝宝生命，或者导致病情迁延，造成患儿营养不良，影响患儿生长发育。所以，家长要掌握一些家庭治疗护理方法。

秋季腹泻可以通过口服秋季腹泻

TIPS

秋季腹泻的治疗原则有：预防脱水、纠正脱水、继续饮食、合理用药。根据原则，病情轻、无明显脱水的患儿在家治疗，重症需到医院治疗。

疫苗（又称轮状病毒减毒活疫苗）来预防。接种对象为 5 岁以下婴幼儿，推荐初始年龄从 2 个月开始。

专家提醒，以下三种情况禁忌接种：一是身体不适、发热，腋温 37.5℃以上者；二是有急性传染病或其他严重疾病患者；三是免疫缺陷和接受免疫抑制治疗者。

 ## 如何早期发现宝宝视力异常？

宝宝不能注视眼前物体或不会随灯光转动眼球，提示其双眼视力极差。当遮盖宝宝一只眼时无反应，而遮盖另一只眼时，他会躁动不安，说明宝宝有视力障碍或有重度弱视存在。

两眼相互位置不正常、两眼视线分离，有斜视，眼球不停地晃动，称为眼球震颤。

平时喜欢眯眼视物，看书、看电视距离过近，则可能视力不好，有屈光异常；有些宝宝歪着头，是由斜视引起的，称眼性斜颈。

宝宝怕光、羞明，要考虑是否有眼外伤、结膜囊异物、角膜炎症、倒睫、先天性青光眼等疾病。

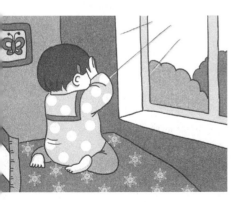

（5）婴幼儿流泪，眼部分泌物多，提示泪道疾病，如先天性鼻泪管阻塞等。

（6）白瞳孔，应注意是否有先天性白内障、眼底病等，特别要警惕视网膜母细胞瘤的存在。

总之，一旦发现宝宝有上述异常表现，应尽早去医院眼科做详细的眼部检查。

安全急救

Anquanjijiu

宝宝出现牙外伤怎么办?

牙挫伤。牙齿叩痛和松动,牙齿受到碰撞力不大。主要让受伤牙得到休息,两周内不用患牙咬东西。如牙齿松动明显医生会给牙齿做简单的结扎固定。

牙齿脱位。对乳牙和恒牙脱位处理不同。乳牙完全脱位一般不需复位,只需消毒压迫就可以。恒牙完全脱位时紧急处理非常关键,因为关系到牙齿再植能否成功。当脱位的牙齿还有部分牙齿连接应立即复位固定,这样牙齿成活的可能性大。如牙齿完全从口腔中掉出,应立即找到牙齿。

注意:拿的时候切不可捏住牙根,而要捏住牙冠部分,以免损伤牙根表面的牙周膜,用清水或生理盐水冲干净,放在牛奶或自己舌下,因为唾液和牛奶对保存牙周膜活力很重要。

恒牙部分脱位,牙齿松动,疼痛,妨碍咬合,两周内避免用患侧咀嚼,保持口腔清洁。

牙齿折断。如仅是牙冠折出一小部分,患儿无自觉症状可不做处理,如折断部较大,使牙齿对冷热刺激敏感,应及时治疗保存牙髓活力,然后用复合树脂材料进行修复。

宝宝被鱼刺卡喉怎么办？

宝宝被鱼刺卡喉了，家长可尝试自己处理。在光线明亮的条件下，让宝宝尽量张大嘴巴，找来手电筒照亮宝宝的咽喉部，观察鱼刺的大小及位置，如果能够看到鱼刺且所处位置较容易触到，父母就可以用小镊子，最好用酒精棉擦拭干净，直接夹出。

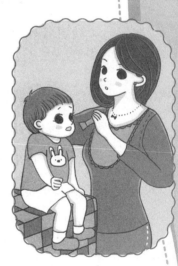

往外夹的时候父母要配合完成，一人固定宝宝的头部并用手电筒照明，另一人负责夹出鱼刺。如果根本看不到宝宝咽喉中有鱼刺，但宝宝出现吞咽困难及疼痛，或是能看到鱼刺，但位置较深不易夹出的，一定要尽快带宝宝去医院请医生做处理。

鱼刺夹出后的两三天内也要注意观察，如宝宝还有咽喉痛、进食不正常或流口水等表现，一定要带宝宝到正规医院的耳鼻喉科做检查，看是否有残留异物。

家长误区

宝宝卡鱼刺，有些家长会采取让宝宝吞咽饭团和喝醋的方式来处理，但是这两种处理方法是不正确的。

吃饭团或吞馒头，目的是将鱼刺随食物带入食管，但饭团、馒头的吞咽反会将露在外面的鱼刺推入组织的深部，增加发现及取出的难度。

再说喝醋来"软化骨刺"，即使把鱼刺放在醋内，也不是马上就可以使鱼刺骨软化，相反醋的酸度可以刺激并灼伤食管的黏膜，使受伤的部位扩大和加深；如果幼儿喝醋时不慎呛入气管，则可造成声带化学性灼伤，气管水肿，呼吸困难。

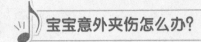

宝宝意外夹伤怎么办？

在日常生活中，家庭和学校的门户、铁闸、窗框、抽屉或者汽车门等，最容易夹伤手指，伤者多是活泼好动的宝宝。夹伤后轻者出血肿胀，重者可引起手指切断、指甲脱落或关节出血等。因此，宝宝在玩耍或出入门户时一定要多加小心。

如果出现意外夹伤，可以按下列方法救治。

（1）父母不必惊慌，先安慰宝宝，看见有出血处及时进行止血和消毒。

（2）用厚纸板等物件支撑起手臂部，然后用绷带扎好，再将手臂用三角巾固定。

（3）如果出现紫色的出血现象或肿胀时，有可能是手指部的骨骼发生了骨折，应及时去医院进行诊治。

（4）如出血不止，可将受伤的手指抬高超过心脏，以减轻疼痛和止血，并去医院。

（5）治疗夹伤期间避免入浴。

如何教宝宝应对陌生人？

 有陌生来电。

一般来说，不赞成宝宝接到陌生电话时告诉他人家里的信息。不要说："妈妈不在家，请你晚上再打过来。"

宝宝说："我爸爸在洗澡（或我妈妈在楼下的超市给我买果冻），你以后再打。"

向对方索要电话，说："我爸爸一洗完澡就让他打给你"，也是一个办法。

 有陌生人敲门。

有时宝宝单独在家时会有收牛奶费、收垃圾费的人叫开门，也有陌生人托着宝宝最爱吃的比萨饼盒子，说："你妈妈叫我送比萨饼给你，你妈妈已经付过钱了，快开门让我把饼给你。"

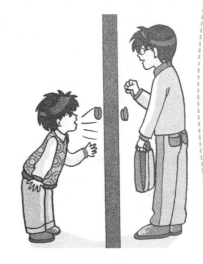

要告诫宝宝遇到这种情况千万不要开门。

宝宝可以这样说："我爸爸现在在午睡，不方便叫醒他。请半个小时后再来好吗？"

或者这样说："我现在没有钱给你，等我妈妈洗澡出来。"

TIPS　父母要告诫宝宝不可给陌生人开门，可以给大一点的宝宝列一个单子，哪些人来了可以开门，比如，爸爸、妈妈、爷爷、奶奶、外公、外婆，透过猫眼看清楚后，是可以开门的。不妨把这个单子贴在门上，对宝宝是一个提醒，也是一个警告。

🎵 如何保护宝宝不摔伤？

家里。

● 室内楼梯、台阶要安装防滑条（家具城有售）；

● 宝宝上下楼梯需要有人搀扶；

● 吃饭时，最好让宝宝坐在餐椅内，有了固定装置，宝宝想摔也不容易；

● 家中窗户前不要放椅子、桌子，防止宝宝攀爬；

● 使用童床时，要在里面围上缓冲垫子，床栏杆间隔不应大于6厘米；

● 不要把梯子放在宝宝能触到的地方；

● 平时耐心地、不断地教导宝宝："爬床、爬阳台很危险"，在宝宝脑海中形成危险反射。

🍃 **户外**。

● 宝宝骑童车时要戴上安全帽、护肘；

● 玩秋千注意不要摆幅过大；

● 不要把宝宝单独留在成人的床上；

● 购物时不要把宝宝放在购物车上（专门为幼儿设计的购物车除外），或者选择去那些有专人看护宝宝的商店购物；

● 不要骑车带宝宝，即便在车后座装上儿童座椅也十分危险；

● 不要指望大点的宝宝能看护好你的宝宝，自己则在一旁暗自庆幸可以偷得片刻闲暇；

● 带角的家具要在棱角处安装防撞角（婴儿用品商店等地方有售）。

🎵 误食干燥剂怎么办？

目前市面上的食品干燥剂大致有以下四种，现在分别向大家介绍一下，宝宝误食以下各种干燥剂后的急救方法：

（1）氯化钙，白色的粉末状，只有轻微的刺激性，多喝水稀释一下就行了。

（2）透明的硅胶，没有毒性，妈妈不用太担心，误食后不需做任何处理。

（3）三氧化二铁，咖啡色的，具有轻微的刺激性。如果误食的量不是很大，给宝宝多喝水稀释就可以了，但如果宝宝误食的比较多，甚至出现了恶心、呕吐、腹痛、腹泻的症状，可能就是铁中毒了，这时得赶快去医院。

（4）氧化钙，白色的粉末状，它遇水后会变成碳酸氢钙，有腐蚀性。如果宝宝误食也应先喝水，但要避免喝得太多引起呕吐，反倒灼伤了食道，接下来当然就是去找大夫了。

当然，事后补救并不是我们想看到的，家长们应该防范于未然。在打开小零食包装袋的时候就要把里面的干燥剂拿出，还要告诉宝宝这个（干燥剂）是吃不得的，吃了会肚子痛等。宝宝记性是很好的，以后万一由于家长的疏忽，忘了把干燥剂拿掉，宝宝也会记得妈妈说过，吃了这个（干燥剂）会肚子痛而不去贪食。

妈咪达人

Mamidaren

怎样让宝宝避免电器辐射?

查找辐射源。

客厅家庭影院:传统电视机辐射最大,接近警戒水平,等离子电视次之,液晶电视、背投电视的辐射相对较小。

对策:辐射和距离有关,一般只要"躲"到3米外就比较安全了。传统CRT电视背面的辐射较强,所以不要让宝宝到电视后面去摸或者玩。即使隔着墙,卧室的床头也不要对着电视后部。

厨房微波炉 + 冰箱:测试中发现,微波炉的磁场极高。电冰箱也有较高磁场,其后侧和下方散热管线的辐射高出前方几十倍甚至几百倍。如果散热管线上灰尘较多,磁场也会加强,所以要保持散热管干净。

对策:据专家介绍,微波炉中泄漏的微波对男性生殖系统会有不良影响,宝宝,尤其是男孩更要注意避开微波炉。

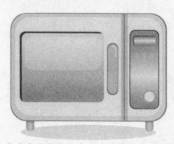

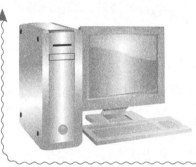

书房电脑：电脑主机后面的辐射比前面高，还有电脑旁边的电源线等。

对策：显示器和主机不要靠得太近。电脑不要摆在卧室里，不用就关掉，不要老处于待机状态。

家用电器尽量分散放置。

尽量不近距离接触辐射源：电磁辐射的强弱跟电器的功率有关，即离得越近，辐射就越强，电磁辐射的剂量越大，辐射的时间越长，其危害也越大。

家用电器分散放置：不要把家用电器摆放得过于集中或经常一起使用，以免使自己和宝宝暴露在超剂量辐射的危险中。电视、电脑等有显示屏的电器设备可安装电磁辐射保护屏，有一定的效果，另外，使用后应及时洗脸。

怎样使用水银体温计？

手拿体温计，水银柱一头朝下，测试前先用力将水银柱标记甩至35℃以下；

将体温计含水银柱一头含在舌下或放在腋下夹紧，约5分钟取出，测试完毕，读取刻度，含在舌下测量所得刻度即为所测体温，夹在腋下所得刻度加0.5℃，即为所测体温，从卫生角度，建议采用腋下测量。

体温计读数方法：手拿体温计不含水银柱一头，将体温计平举，用手指转动体温计，读取水银柱所指刻度。

如何洗去宝宝衣服上的各种污渍？

除油渍。先用汽油擦洗，再用温水加洗涤剂洗，最后用清水漂洗。也可用嚼碎的干蔗来揩擦。

除牛奶和乳汁渍。先用汽油擦洗去油脂，再用肥皂或洗涤剂揉洗，然后用清水洗净。

除水果渍。衣服上沾有水果汁，要及时洗涤。先用食盐水揉搓，再用肥皂揉洗，用清水漂净。或者用酒石酸、双氧水、硼砂水等洗涤，最后用清水漂洗几次。

除酱油渍。先用清水洗，再擦肥皂搓揉，切忌用开水疱。也可先用3%氨水擦洗，再用草酸溶液擦洗，最后用清水漂洗。

除汗渍。可用生姜末或冬瓜汁搓洗，也可将衣服放在3%的盐水中浸泡3~4小时，用清水洗，再用肥皂洗，最后漂洗干净。

除血渍。衣服上沾有血污渍，切忌用热水烫。先用冷水洗一洗，加肥皂揉搓，再用清水洗净。也可先用淡盐水浸一会，再用肥皂水洗。也可以用加酶洗衣粉洗。

除圆珠笔油渍。先用水把衣服浸湿，再用四氧化碳擦洗，如果残渍不净，可用酒精搓洗。

除墨水渍。用几粒米饭或一匙粥，加少量食盐，用手揉搓，再放在温肥皂水里反复搓洗。

除油漆渍。先用信那水反复揉搓，再用汽油或松节油反复涂擦，再涂一些醋酸，最后用温水洗净。

除糖渍。用温水加肥皂洗，或用3%氨水溶液洗，再用10%酒精擦洗，用清水漂净。

除花草汁渍。先用温水加肥皂搓洗，再用10%酒精溶液揉搓，再用清水漂洗。

怎样给宝宝拍照片？

影楼选择 4 要素。

环境：请选择专业儿童摄影店，店内空间要大，有专门让宝宝玩耍的地方。影棚内的温度控制在 28℃ 左右，通风设备较好。

摄影器材：拍照时所用的柔光箱的亮度要比成人拍照时所用的低一半，慎用闪光灯，宝宝在 1 岁之前，视网膜发育尚未成熟，所以尽量少用闪光灯，否则会影响视力发育。如果宝宝有 6 个月大，可以在 3 米外用闪光灯。

卫生：影楼应安装紫外线消毒灯，服装要定期清洗消毒，地板和道具定期用消毒水擦拭。

服务：拍照时，如果有位专业人员陪宝宝玩，让宝宝放松心情，再引导宝宝做出各种可爱的造型。

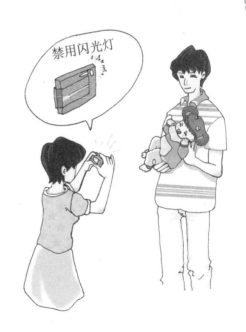

禁用闪光灯

拍照前的准备工作。

货比三家：最好是多看几家影楼的设备、环境和价格，也可以听听周边人的一些经验之谈，货比三家，最后做出理性的选择。

了解情况：如果妈妈心中已经选好了影楼，有空时可以到影楼做个实地考查，看看拍摄的过程，观察员工的服务是否到位，专业技术是否过硬。

个性展示：事先与影楼工作人员交流，告诉工作人员宝宝的生活习性、个性特点和兴趣爱好，让工作人员有的放矢，根据宝宝的个性来设计不同的服装系列和道具，并且能够更好地与宝宝交流，消除宝宝的陌生感。

出门前做好万全准备：带上玩具、衣物、食物、奶粉、尿不湿、纸巾等。

时间要选对：一定要选在宝宝情绪好时去拍。一般 1 岁以内的宝宝，最好趁他睡着的时候去影楼，并且在拍照前让他吃饱喝足。因为宝宝在醒来后的一个小时内精神最好，眼睛也最亮，这时拍出来的照片也最有神。而且宝宝此时又不饿，一般不会哭闹，拍照可以顺利进行。

TIPS
妈妈最好不要挑周末去拍照，因为周末人多、拥挤。最好是周一至周五下午四五点钟和晚上，此时影楼人较少，摄影师可以全神贯注给宝宝拍照。

1 岁以上的宝宝，开始有自己的想法，在给宝宝拍照前应该跟他沟通好。如果宝宝不喜欢到室内拍照，妈妈可考虑去拍外景，一般宝宝到外面玩都会比较高兴。不过妈妈还要考虑到天气的问题，一定要选择天气晴好,温度适宜的时候。

拍照时的注意事项。

注意卫生安全：如果宝宝有舔玩具的习惯，妈妈可要特别地留心了，因为有些影楼的玩具并没有经过严格的清毒，频繁使用后有大量细菌，尽量不要让宝宝去舔玩具和玩玩具的小手。

请别忘保暖：妈妈在给宝宝换衣物时，动作要快，最好能从家里带一条大毛巾，裹在宝宝的身上，以防感冒。

拍照后，清洗很重要。

拍照结束后，妈妈应立即抱宝宝回家。洗净双手后再给宝宝洗个澡，如果是盆浴，最好洗两遍。最后给宝宝换件干净的衣服。这样不仅可以洗净宝宝身上的细菌，还能缓解宝宝一天的疲劳，有助于精力的恢复。

如何解决宝宝和小朋友之间的冲突？

🌿 **别人的东西不可以拿**。很多时候，当小朋友去别的小朋友家做客时，往往因为喜欢别人的玩具而不愿意放手。这个时候，妈妈可以用"别人的东西不可以拿"来帮助宝宝建立人际关系的准则。

🌿 **谁先拿的，谁先得**。经常在幼儿园或者在外面玩的时候，很多小朋友会同时喜欢上同一种玩具而发生争抢。这个时候，老师或者妈妈在弄清楚事情原委以后，就要把握"谁先拿的，谁先得"的原则。如果宝宝还很坚持或是哭闹不止，可以建议宝宝每人玩 2 分钟，轮流玩或是建议宝宝选择另外好玩的玩具。通过这样，来帮助宝宝处理人际间的冲突。

🌿 **粗俗的语言或粗鲁的行为不可以有**。宝宝与宝宝之间，难免会发生一些打人的行为或骂人的行为，很多家长可能因为宝宝小或是怕尴尬不好意思说。这个时候，作为家长要把握：粗俗的语言不可以有，粗鲁的行为不可以有。明确的告诉宝宝哪些是不好的行为，哪些是好的行为，帮助他们建立正确的是非观念。如果别的小朋友打了自己的宝宝，可以引导宝宝要求对方说对不起："你伤害了我，请你给我说对不起。"帮助宝宝构建心理能量。

🌿 **请等待**。当宝宝想要分享某种事物的时候，但是往往又等不及，难免会发生争抢。这个时候我们可以帮助宝宝构建"请等待"的秩序规则。

　　当宝宝之间发生冲突时，作为家长，不要局限在解决冲突本身上，更重要的

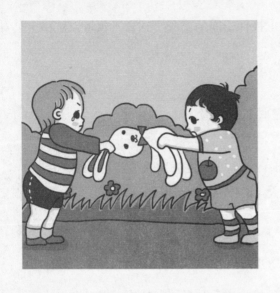

是要示范给宝宝正确的处理冲突的方法。同时，家长在帮助宝宝学会正确处理方法的时候，要有耐心。刚开始一两次宝宝可能学不会，坚持下去，三次、四次……慢慢地宝宝就学会了正确的处理方法。给宝宝多一点时间，让他自由地成长。

怎样教宝宝穿衣服？

🍃 **培养宝宝穿衣的兴趣。**兴趣是最好的"老师"，比如，最初让宝宝穿衣时，就特意把买回来的新衣服给宝宝穿，并告诉他刚买回来的新衣服穿在身上非常漂亮。

🍃 **尽量不要强迫宝宝。**当宝宝不愿自己穿衣服的时候，家长不要强行压制，或是打骂，逼其"就范"，而是应该正确地给予引导。一方面是给他讲些生动有趣的故事，告诉他能够独立生活的宝宝是好宝宝，另一方面是拿他和同龄的宝宝作比较，或是和家长举行穿衣服比赛等，激发宝宝的求胜欲望，让他乐意自己穿衣服。

🍃 **不厌其烦教宝宝正确穿衣。**不要让宝宝产生过重的心理依赖性，家长要让宝宝自己穿衣服，同时要不厌其烦地教宝宝正确的穿衣方法，如毛衣怎么穿、裤带怎么系、纽扣怎么扣等，在完全放手让宝宝穿衣以后，要注意检查宝宝的衣服穿得是否整齐、正确，多给予表扬、鼓励或是物质奖赏，这样坚持下去，就会培养出宝宝自己穿衣的好习惯。

 如何带宝宝坐飞机?

（1）妈妈最好选择侧背的大包。

（2）宝宝衣物要穿着舒适，方便穿脱。出发前要多参考当地气温与目的地气温。

（3）带好随身物品和零食。宝宝的户口本或出生证明、简单的药品、折叠式宝宝推车、奶粉、奶瓶、湿纸巾、塑胶袋、隔尿垫、奶嘴、饼干、切片的苹果、葡萄干等。

（4）飞机上就餐尽量避免热饮，避免碰到气流或失手碰翻的危险。

（5）订票前确定飞机上是否有针对宝宝的座位和配备，最好让航空公司安排一个安静隐蔽的座位。

（6）订票时可以顺便给宝宝订儿童餐和专用安全带。

（7）宝宝生病时不建议出远门。

（8）给宝宝带合适的玩具，小一点的婴儿摇铃、模型手机等都可以，大一些的宝宝带彩色笔和纸、故事书、贴纸、卡通小印章，都是不错的选择。

（9）坐飞机时，成人会发觉耳痛，宝宝也一样。小宝宝只要一个奶瓶就可以把问题解决，让宝宝在飞机起降时喝水或喝奶。大些的宝宝嚼口香糖或吃棒棒糖，也可以缓解气压给宝宝耳朵带来的痛苦。

带宝宝游泳要准备哪些物品？

● 毛巾，最好带帽兜；或者毛巾睡衣。

● 如果你是喂配方奶，带个保暖水瓶装配方奶，以便游泳后给宝宝喂奶。

● 大一点的宝宝可以带上玩具或书。

● 小零食，游泳会让宝宝感到饿。

● 别忘了尿布包。

● 游泳尿布或适合宝宝的游泳衣。

● 1 岁以下的宝宝不适合用套在手臂上的浮水圈。

 怎样让宝宝学会享受在水中玩耍的乐趣？

可以轻轻地往宝宝身上撩水，或者让他仰躺好，托着他在水里轻轻移动。

选择非高峰时段去公共游泳池。可以邀请一个朋友跟你们一起去，或者参加母婴游泳活动。

第一次下池时，注意让宝宝的脸靠近大人的脸，这样彼此可以进行目光交流，让宝宝贴近大人身边。当你们都感到放松并更有信心时，你可以把胳膊伸开一点，推着宝宝在水里划动。

让宝宝溅水花和玩他的洗澡玩具——把玩具扔到离宝宝一两米远的地方，然后推着宝宝过去把玩具取回来。

把你的嘴浸到水下，让宝宝看你怎么吐泡泡。这是宝宝要学习的重要一课，因为当他在向外吐气时就不会吸进水。对于比较小的宝宝，可以在水上把玩具吹给他，再让他吹回来；或者至少让他模仿你吹。

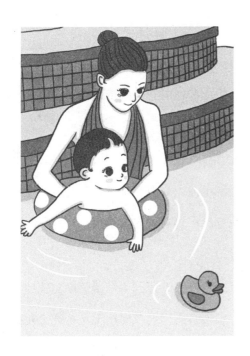

当宝宝能坐起来了，这通常在他6个月左右，把他放坐在游泳池边上，给他唱"小老鼠，上灯台"的儿歌，唱到"叽里咕噜滚下来"时，把宝宝举进水里，并且溅起水花。

让宝宝头枕着你的肩在水中仰面躺着，鼓励他踢小腿儿。

让宝宝在水里潜上一两秒是安全的。一些研究表明，小宝宝在水中时不会吸气。不过，在一个训练有素的婴儿游泳教师指导下做你会更放心。

🎵 **宝宝游泳时要注意哪些事项?**

游泳池的水温要在29℃ ~ 30℃。如有必要，请游泳池的服务人员帮你检查。

一旦宝宝开始打颤，要把他从水里抱出，并暖和地包起来。

刚开始时，让宝宝在水里待10分钟，然后逐渐增加到20分钟。如果宝宝还不到1岁，在水里待的时间不要超过30分钟。

如果宝宝感冒了，或者看起来不舒服，就不要去游泳了。

如果宝宝患了皮肤病，请咨询医生，了解水里的氯会不会刺激宝宝的皮肤。

如何带宝宝安全旅游?

宝宝免疫。如果是出国旅行,要咨询旅行社或是健康机构宝宝是否需要接种某些疫苗,尤其是去热带气候的国家时,因为那些地方有一些特殊传染病更容易感染宝宝。

皮肤擦伤。遇到皮肤擦伤,首先用流动的清水清洗,然后再用75%酒精消毒。清洁后的伤口可敷用创可贴或纱布,这样有利于消炎止血,促进愈合伤口,避免皮肤擦伤。要注意乘车时看护好宝宝,避免急刹车等造成宝宝伤害;在游玩时,提醒宝宝注意不要快跑;给宝宝穿防滑鞋等。

肠胃病。去炎热的地区特别容易出现腹泻。常见的原因为细菌感染。主要表现为发热、呕吐、腹泻,甚至可出现脱水。出现腹泻后要及时给宝宝补充充足的水分,特别是含有糖分和电解质的口服补液盐。必要时可口服思密达、金双歧等。如果他大便有血、发高烧、持续严重腹泻或呕吐,就不应迟疑,立即求医。

防范方法:

(1)进食前和如厕后一定要洗手。

(2)只进食完全熟透的食物。

(3)避免进食半熟的海产类食物,包括贝壳类,即使是熟透的海鲜,宝宝也要少吃。

(4)只饮用煮沸的水或大公司制成的瓶装饮品,最好喝平时常喝品牌的瓶装矿泉水。

(5)避免饮用加入冰块的饮料。

(6)不要吃未经洗净的蔬菜和水果。

（7）不要光顾无牌路边熟食档。

（8）不要让小宝宝喝一些含有不能确定水质的奶类或饮料。

便秘。生活规律改变，饮食的不适应，环境的改变，常常会造成宝宝便秘。便秘后宝宝大便解不下来，常常会说肚子疼，而且吃东西没有食欲。

防范方法：

（1）一定要多给宝宝吃些富含纤维素的蔬菜、水果等食物。

（2）要按照原来规律，让宝宝定时坐在便桶上，有助于宝宝排大便。

（3）便秘严重的宝宝，需使用开塞露辅助排便。

过敏。鲜花盛开的热带，空气中散播的花粉可能引起过敏表现，轻者则可能起皮疹，重者可能诱发哮喘，有些海鲜类食物也会造成宝宝过敏，所以准备扑尔敏等抗过敏症的药物是非常有必要的。但不少人在服用扑尔敏等抗过敏药时有嗜睡症状，因此，最好在临睡前吃抗过敏药。

防范方法：

（1）如果宝宝对花粉有过敏史，出游时尽量不要让宝宝直接触摸花木。

（2）患哮喘病的宝宝最好同时选购支气管舒张剂，做到有备无患，轻松出游。

晒伤。宝宝若是贪玩，很可能晒伤。旅游期间宝宝出现晒伤会很难受，皮肤发红、疼痛，严重时可能还会起水疱，所以提前预防比事后治疗更重要。如果皮肤出现红、热、痛时，用冰牛奶浸过的手绢敷在皮肤表面，可起

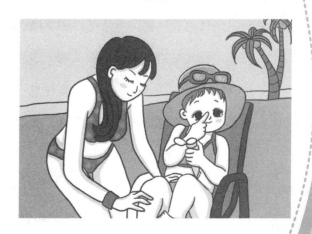

到缓解作用。

防范方法：

（1）如果带宝宝去海边旅行，那在白天要尽量带宝宝到有树荫的地方玩耍。

（2）出发前30分钟要给宝宝全身涂上防晒霜，且防晒指数要在SPF15以上，玩耍过程中每90分钟重新涂抹一次。

（3）别忘了给宝宝戴上遮阳帽。

（4）中午阳光最强的时候，不要在阳光下玩耍。

蚊虫叮咬。蚊子可传播多种疾病，比如，登革热、乙型脑炎、黄热病、疟疾等。因此在旅行地，要积极防止蚊虫叮咬。

防范方法：

（1）在亚热带或热带旅行时，应带宝宝尽量避开蚊子多的草地、树林。

（2）在宝宝裸露的肢体涂上适量的宝宝防蚊液，但不要涂在手上，以防宝宝吸吮手指时将药液吞入。

（3）在室内时查看有无蚊子，必要时使用蚊帐或驱蚊器。

感冒。外出旅行，温差相对较大，如果再加上劳累、身体抵抗力下降，很容易出现感冒。轻者出现头痛、浑身无力、不爱吃东西。多喝水，多休息一般就会缓解，如果病重可能发烧，必要时需要抗生素治疗。

防范方法：

（1）出行前带好薄的、厚的各种衣服，

特别提示

当宝宝发热39℃以上时，要及时送宝宝到医院。

如果当地出现某种传染病流行，最好先不要去。

收听天气预报，每晚备好第二天要穿的衣服。

（2）在随身包里放个小毯子，当宝宝在车上或飞机上睡着后，为宝宝盖上，防止着凉。

（3）随身为宝宝带着白开水，经常补充水分，防止感冒发生。

（4）每天保证宝宝睡眠充足，在旅行车上或飞机上，鼓励宝宝多睡觉。

♪ 外出旅行应给宝宝带哪些药?

旅游药箱应以简单、必需为原则，以备旅游途中随时应用。

🍃 **腹泻药**。金双歧或思密达、口服补液盐。

🍃 **感冒药**。泰诺林或美林、小儿感冒颗粒。

🍃 **磕碰擦外伤药**。好得快喷剂、创可贴、酒精棉、纱布、胶布、棉签。

🍃 **蚊虫叮咬药**。绿药膏、宝宝金水。

🍃 **抗过敏药**。扑尔敏或开瑞坦。

🍃 **晕车药**。苯海拉明或乘晕宁。

🍃 **便秘药**。开塞露。

🍃 **其他**。无菌纱布、绷带，不同尺寸创可贴，棉球，抗菌软膏，剪纱布用的钝头剪刀,镊子(夹去伤口中的碎片用)，体温计。

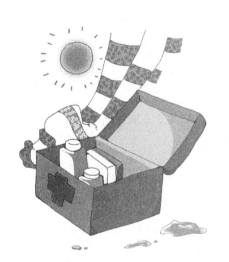

TIPS　千万不要因图方便而让幼儿服用成人的药物，除非曾征询过儿科医生的意见，但在用量方面仍应特别注意。

宝宝晕车怎么办?

大一点的会诉说不舒服,静静地蜷缩在一旁,眼睛紧闭,双手紧抓座椅,并有恶心、呕吐、烦躁的表现。而婴幼儿不会说话,只能通过一些异常的举动来表示。比如,手舞足蹈、哭闹、烦躁不安、出汗、呕吐、面色苍白、抓紧父母不松手等,此时应想到是晕车了。这些症状一般在下车后会得到好转。

防范方法。

(1)乘车前,不要让宝宝吃得太饱、太油腻,也不要让他饿着肚子。另外,上车前在宝宝肚脐处贴片生姜,可缓解晕车症状。

(2)带宝宝乘车应尽量选择靠前颠簸较轻的位置,以减轻震动。

(3)打开车窗,让空气流通。

(4)少看近处的风景,不可低头玩玩具。可以和宝宝说话,让他保持精神愉快。

(5)晕车严重的宝宝,乘车前最好口服晕车药,剂量一定要小,并按医嘱服用,1岁以内的宝宝不能服晕车药。

怎样识别变质药?

既使对有效期的药物,在规定效期内使用,也要仔细检查其是否变质。鉴别药品质量是家庭安全、有效使用药物的前提,一定要做好。对家庭来说,鉴别无非是通过眼观、鼻闻、口尝等简便易行的方法。

现将常用剂型的检查方法介绍如下：

🌿 **片剂**。注意观察有无受潮，产生松片、变色或色斑，如维生素C，正常颜色为白色或略带淡黄色，如存放时间过长，或遇光氧化为黄棕色，说明已变质；感冒常用的APC，正常为白色，无臭、味微酸，一旦遇潮极易分解发出浓厚的醋酸气味，说明已变质，不能使用。有些剂型是糖衣片，一旦发现糖衣粘连或开裂，也不能使用。

🌿 **胶囊剂**。胶囊剂主要视其外观有无粘连、开裂、变形，有无药物漏出，变质的胶囊有异味。

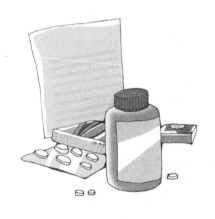

🌿 **合剂、糖浆剂**。注意有无发霉、发酵及异常酸败气味。

🌿 **酊剂、浸膏**。有无分离、析水、沉淀现象及异常气味。

🌿 **丸剂**。观察有无虫蛀、霉变、粘连。

🌿 **冲剂**。观察有无潮解、结块、发霉、生虫。

🌿 **软膏剂**。发现有异臭、酸败、干缩、变色、油层析出等不能使用。

🌿 **滴剂**。发现有变色、浑浊、沉淀、结晶析出、絮状物，以及有霉点、霉花等均视为变质，不能使用。

 如何带着宝宝去购物？

🌿 **避免疲劳、饥饿购物**。小朋友最基本的需求包括有足够的睡眠、食物和水分。

如果这几项得不到满足，宝宝会很不开心，更没有能力去做其他的事了。

有备无患。宝宝出门要带一个大包，食物、饮料、面巾纸、小玩具……去购物的时候最好给宝宝带点健康的儿童食品，对于宝宝来说，在超级市场抵抗住那么多精美食品的诱惑可不是一件容易的事情。

注意购物路线。带宝宝逛开架超市时，可先选购宝宝感兴趣的东西，以降低他的兴奋度；尽量避免带宝宝去那些你不准备采购但宝宝却很感兴趣的柜台，如玩具、糖果柜台等。

避开出口处的诱惑。许多超市的出口处都摆着巧克力、糖果，建议在出口处用别的办法分散宝宝的注意力，如让宝宝帮忙把选购的物品放在收款台上等，通常宝宝这样做就会得到大人的表扬，宝宝也会高高兴兴地忘记了近在身边的糖果。

放松自己。即使偶尔有什么差错，宝宝在超市里哭闹起来时，家长也不要过于紧张，担心别人对你的看法。有过宝宝的人都会理解你此时的处境。

注意安全。不要让宝宝攀爬商场的自动扶梯，也不要在自动扶梯上玩耍；不要让宝宝在商场内奔跑追逐；让宝宝处于自己的视线范围内，让他坐在购物车上更安全省事一些，一旦宝宝与爸妈失散，应立即与商场工作人员联系，请他们帮助寻找；不要让宝宝随意将开架超市的物品放入口中，以防引起窒息、梗塞、中毒等意外事件；过于拥挤的场所要避免带宝宝同行，以免被挤伤。

反思错误。发生差错时，您可以反思一下产生问题的原因是什么，总结经验，也许下次就会避免此类事情的发生。

♪ 怎样教宝宝叠被子？

宝宝自理能力的形成有助于培养宝宝的责任感、自信心以及自己处理问题的能力，对宝宝今后的生活也会产生深远的影响。有专家指出：幼儿能力与习惯的培养是在学前期。

在培养宝宝叠被子能力时，可以采用以下几种方法：

🍃 **寓教于乐**。可以把一些叠被子的方法编成儿歌。

🍃 **注重个体差异**。对能力较弱的宝宝进行个别指导，或适当放低要求。对于自理能力较强的宝宝，就以较高水平来要求。

🍃 **秩序渐进，逐步提高要求**。获得初步的生活自理技巧之后，要注意提高宝宝做事情的速度、质量等。如宝宝掌握叠被子的方法后，就可以用比赛等方法，提高叠被子的速度和质量。

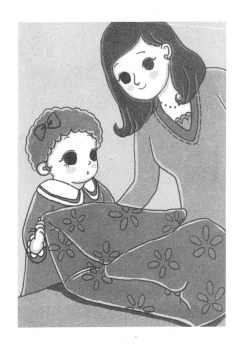

🍃 **品尝成功，进一步提高幼儿的生活自理能力**。获得成功的愉快感是推动幼儿生活自理的动力。当宝宝取得点滴进步时，"你真棒"、"你真能干"等话语都会使宝宝对自己的能力充满信心，成为激励宝宝的推动力。

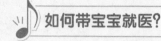 **如何带宝宝就医？**

　　🍃 **要向医生准确介绍发病的时间。**如果看病是在上午 8 点钟，而宝宝的发病是昨天下午 4 点开始，有的家长会说："病了两天了。"实际上，只有 16 个小时，还不足一天。尤其是宝宝患急性病或儿科的急腹症，超过一定的时间，病情会有很大的变化，治疗方法也不相同。比如，宝宝肚子疼，患了肠套叠，病程过了 48 小时，就不再用保守治疗的方法了，而要积极准备手术治疗。

　　🍃 **要向医生叙述主要的症状。**如果宝宝发烧，要介绍热有多少度，有没有咳嗽，有没有痰，痰是什么样的，身上有没有出疹子等；如果患有拉肚子的症状，要向医生详细描述大便的次数，大便的量有多少，是干的，还是稀的，什么颜色，有没有白色的脓或脓色的血。如果宝宝的病情比较复杂，那就按照发病的前后顺序，把病情发展变化的情况，一一向大夫讲清楚。与病无关紧要的事，就不要多说了。

　　🍃 **要向医生叙述上一次看病的情况。**如果已经在其他医院检查过了，要向医生介绍检查的结果。特别是已经给宝宝服了药，更要向医生说明，供他参考。上次看病时的病历、化验单，也要带在身边。

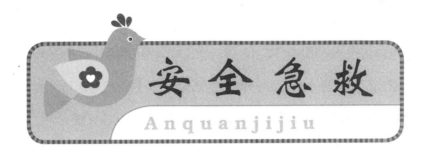

如何预防鞭炮炸伤宝宝？

购买正规厂家生产的合格产品，烟花爆竹买回家后要存放在低温干燥的地方。在燃放前，要仔细阅读燃放说明。燃放时，不要将身体前倾至烟花爆竹上方，同时身边可备一些沙和水，以防起火时可及时灭火。注意一次只点燃一种烟花，也不要重新燃放那些熄灭的烟花爆竹。

平时就要注意多告诉宝宝鞭炮的危险性，告诉他不可手持放炮，放炮时头后仰，不可立刻去捡"瞎炮"。让他自己能有意识地避开危险、保护自己。

带宝宝观赏烟花爆竹的时候，应该站在安全的地方，必要时还可以给年幼的宝宝带上防护镜，以免烟花爆竹产生的火星伤害到他的眼睛。

大人们要做好榜样，安全燃放烟花爆竹，不要玩将爆竹放在瓶子里、土里这样的游戏，这样会使爆竹变成一颗小型的土制炸弹，危害力骤增。宝贝可能效仿，后果不堪设想。

如果宝宝一定要尝试放烟花，不要让他独自燃放，要有大人在旁边指导、监护。宝宝的头发要尽量绑好，或戴上帽子，注意给宝宝穿着宽松合身的衣服。在烟花燃放的过程中，也不要让宝宝太过接近，以免受伤。

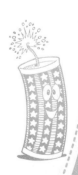

宝宝扭伤了怎么办?

要尽量将扭伤部位垫高,限制患肢活动,宝宝踝关节扭伤,谨慎按摩;

第一时间里,用冷水或冰块冷敷扭伤部位 20 分钟,然后用绷带扎紧,这样既可起到保护伤脚,又能较好地固定受伤的关节,帮助减轻肿胀。

有条件的话,用一些活血、化淤、消肿的中药外敷包扎,最好不要在 48 小时内对患部进行热敷。如果发现局部畸形,有摩擦音,常表示伴有骨折,要尽快上医院诊治。

对于较大一点的宝宝,不管是何种原因扭伤脚,妈妈都必须特别留心。首先看管好宝宝,不让他进行有危险的活动,不单独留宝宝一个人在家中。另外平时就给他讲一些防护方面的知识,宝宝就知道怎样避免扭伤了。

遇到严重的急性扭伤时,一定要限制受伤关节的活动。如果怀疑有骨折或者宝宝感到剧烈疼痛,请立即送医院,进行 X 线摄片以排除是否骨折,并进行相应治疗。

扭伤后 24 小时内,将扭伤的部位用绷带包扎固定,减少患肢活动。

宝宝中暑怎么办?

中暑症状
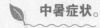

看起来焦躁不安,哭闹不停,接着可能发生抽搐或昏迷。

活动力变差,食欲减低或呕吐。

体温明显升高,甚至可高达 40℃以上。

肤色红润，但是没有出汗，皮肤干燥。

呼吸及脉搏跳动加快。

紧急处理。

先将宝宝移至阴凉的通风处，接着解开宝宝的衣物。

如果是在室内，用电扇或冷气降低室内的温度。

用湿毛巾擦拭宝宝的身体，或者直接在身上浇一点清水。擦干宝宝的身体后，以干毛巾或凉被覆盖，让他继续待在冷气房中休息。

为宝宝补充水分，喝一些清凉的饮料。

最好能立即求医，检查是否有其他并发症。

如何预防。

避免让宝宝在潮湿闷热的环境下活动或待太久。

不要单独把宝宝留在暂时停靠的汽车内。

保持室内的通风、凉爽。

让宝宝穿宽松的衣服，外出时可穿浅色衣物并戴上帽子遮阳。

随时注意补充水分，尤其是有腹泻或发烧症状的宝宝，要特别避免因脱水而造成的中暑。当宝宝发烧时，感冒药会加速体内的水分蒸发；而腹泻、肠胃炎等可能造成脱水，所以必须格外注意补充水分，以免并发中暑。

宝宝溺水怎么办?

发生原因。

溺水并非在户外才会发生，由于宝宝的骨骼与运动神经的协调能力尚未成熟，只要容器中的水高度达五厘米左右，就可能对宝宝构成威胁，包括浴盆、浴缸、马桶等。

如何处理。

宝宝一旦溺水，会出现呛咳、呼吸困难、嘴唇发紫、口鼻周围有泡沫等情形，此时可采取以下措施：

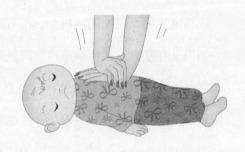

用手将溺水宝宝口中的呕吐物、污物取出，解开衣服，保持呼吸顺畅。

宝宝不小心溺水，可按压宝宝的胸部，或让宝宝保持头低脚高的位置将水排出。

检查溺水宝宝是否清醒，可呼唤或拍打其足底，看有无反应，并用耳朵仔细听其是否有自主呼吸存在。对于已经没有呼吸的宝宝，须立即进行人工呼吸。

预防方法。

帮宝宝洗澡时，无论如何不可单独把宝宝留在浴室，若有要事非得处理，应先将宝宝包裹好带离浴盆与浴室。这一点爸妈也要告知其他的照顾者，如保姆或是长辈。

避免使用太滑的磁砖，可在浴室放止滑垫，防止宝宝跌倒。

任何可装水的容器应加装盖子，或把容器倒放，厕所马桶盖也应盖上。

会走路的宝宝，不要让他单独在湖边等有水的地方玩耍。

宝宝被蛇虫咬伤怎么办？

毒蛇咬伤。被毒蛇咬伤后的紧急处理措施是先用鞋带或纱布条将伤口的近心端捆绑起来（每隔半小时放松一次），以防止带有毒素的血液和淋巴液回流，再用 20% 肥皂水冲洗，后用附近的河水、井水或自来水冲洗，必要时将伤口周围切开，并使用吸奶器、拔火罐或嘴吸毒液。同时应肌内注射地塞米松 10 毫克，并口服季德胜蛇药片，1 次 6 片，1 日 3 次（用药前要咨询医生）。

🍃 **毒虫咬伤**。被有毒的昆虫（如蚊子、黄蜂、蜜蜂、蝎子、臭虫等）虰咬、蛰刺或接触其分泌物、排泄物可引起皮肤炎症。昆虫不同，其虰咬后的表现也不同，但其基本症状可分为轻、中、重 3 种。轻度：有点状红斑、小丘疹、小风团、骚痒。中度：有红肿性红斑、丘疹、风团、结节和水疱以及伴有搔痒或疼痛感。重度：有大风团、大水疱、红斑水肿，甚至有出血皮疹，并有剧烈疼痛、瘙痒、皮肤糜烂、怕冷、发热、流泪、恶心、呕吐、抽搐、昏迷、喘息、唇睑肿胀、嗜睡、呼吸麻痹、四肢麻木的症状，严重者可导致休克或死亡。

被蚊虫咬后应立即涂敷 10% 氨溶液或复方氨洗剂或风油精，1 日 6 次，对红肿严重的可涂搽 2% 碘酊；对化脓感染的可涂敷 1% 红霉素或百多邦，1 日 3 ~ 4 次。为防止水肿，在蜈蚣蛰咬处应立即以 5% 碳酸氢钠溶液外敷；对蚂蝗蛰咬处，以盐或 5% 醋酸溶液涂敷，使蚂蝗受到刺激后脱出；对刺蛊等虰咬处以胶膏反复粘贴，使细刺粘出；对蜜蜂或黄蜂蛰伤者，宜把细刺挑出，并同时对伤口用 1% 醋酸溶液冲洗（切忌用酒精）；对蝎子蛰伤者，应立即把尾钩取出，并用 3% 氨水冲洗。

🎵 宝宝误吃药品怎么办？

出现宝宝误食药物的事件时，妈妈要冷静，首先要辨明宝宝吃的是什么药物或毒物，如果搞不清楚，就要将装药品或毒物的瓶子及宝宝的呕吐物一同带往医院检查。

某些药品的不良反应或毒性较小，如维生素类药，即使是吃错了或多吃了一两片，问题一般也不大。而有的药物误服后后果会严重一些，如有一定剂量限制的安眠药及某些解痉药、退热药等，幼儿多吃会出现昏睡、昏迷、心跳剧烈加快（或减慢），甚至休克。

如果误服强碱药物，应立即让其服用食醋、柠檬汁、橘汁等；误服强酸，应让其服用肥皂水、生蛋清，以保护胃黏膜。

如果误喝了碘酒，应赶紧给患儿喝米汤、面糊等淀粉类流质，以阻止人体对碘的吸收；误喝了癣药水、止痒药水、驱蚊药水，应立即让患儿多喝浓茶，因茶叶中含有鞣酸，有沉淀和解毒的作用。

TIPS 一些外用药品大多具有毒性及腐蚀性，如果吃错了应及时处理。

催吐。催吐的目的在于尽量排出误入胃内的毒物，减少其吸收。催吐必须及早进行，若超过三四个小时，毒物已经进入肠道，催吐也就失去了意义。

宝宝食物中毒怎么办？

催吐。如果服用时间在1~2小时内，可使用催吐的方法。立即取食盐20克加开水200毫升溶化，冷却后一次喝下，如果不吐，可多喝几次，迅速促进呕吐。亦可用鲜生姜100克捣碎取汁用200毫升温水冲服。如果吃下去的是变质的荤食品，则可服用十滴水来促使迅速呕吐。还可用筷子、手指或鹅毛等刺激咽喉，引发呕吐。

🍃　**导泻**。如果患儿服用时间较长，一般已超过 2 ~ 3 小时，而且精神较好，则可服用泻药，促使中毒食物尽快排出体外。

🍃　**解毒**。如果是吃了变质的鱼、虾、蟹等引起的食物中毒，可取食醋 100 毫升加水 200 毫升，稀释后一次服下。

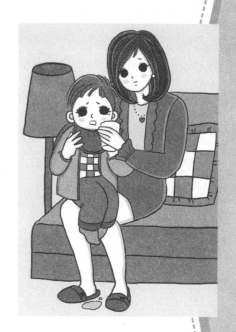

如果经上述急救，症状未见好转，或中毒较重者，应尽快送医院治疗。在治疗过程中，要给患儿以良好的护理，尽量使其安静，避免精神紧张，注意休息，防止受凉，同时补充足量的淡盐开水。

TIPS

控制食物中毒关键在预防，搞好饮食卫生，严把〝病从口入〞关。

🎵 宝宝遇到刀伤、割伤怎么办?

如果仅仅是表皮割伤或擦伤，可先用肥皂及水清洗伤口，再用红药水或含抗菌素的药膏涂在伤口上，然后用创可贴包好伤口。通常较小的创口，用一张创可贴就足以止血了。如果伤口较深，流血较多，可参照如下步骤去做：

用无菌绷带紧紧地压住伤口。如果有玻璃或金属嵌入、扎入，不可简单地压住伤口，以免玻璃或金属扎得更深。遇到这种情况，最好带宝宝去看急诊。

压住伤口 3~4 分钟后，可检查一下血是否止住。如果还没有，继续按紧伤口，如果还有血从绷带处渗出，在渗血处再加按一块绷带。如果压住伤口 5 分钟之后，血还没止住，应该一边按紧伤口，一边赶紧去看医生了。

轻柔地清洗伤口。血止住后，用肥皂和水洗净伤口。用含抗菌素的药膏涂在伤口上以防感染，然后将创可贴贴在伤口上，每天更换一次。如果伤口出脓、红肿，宝宝有发烧等迹象，可能是伤口感染了，应找医生看一下。

什么时候该去医院看急诊

宝宝是被动物或人咬伤出血的；

伤口很深或者划开了口子；

宝宝不感到伤口疼，有可能已伤了该处的神经；

如果伤口在宝宝的脸部、颈部或头部，及时治疗可最大限度地防止留下永久性的疤痕，如果伤口在手掌上，可能伤了肌腱。

宝宝何时需要打破伤风针？

如果宝宝的伤口感染了有破伤风病毒的梭状芽孢杆菌属，就有可能发生破伤风。不过如果仍在免疫期内，就不必太担心。宝宝一般都注射过百白破防疫针，共要注射 5 次，分别在宝宝 3 个月、4 个月、5 个月、15 个月或 18 个月和 5 岁时。这样能够抵抗破伤风至 11 岁、12 岁。之后，可以每 10 年注射一次防疫针。

如果宝宝遭遇狗咬或者被生锈的钉子刺伤了，并且距他上次注射防疫针已超过 5 年，建议立刻去打预防破伤风的针以防不测。